看病，你懂的

董文安 ◎ 著

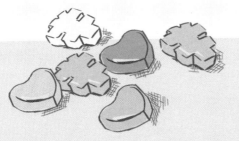

河南文艺出版社
· 郑州 ·

图书在版编目（CIP）数据

看病，你懂的/董文安著. —郑州:河南文艺出版社,2020.1

ISBN 978-7-5559-0858-6

Ⅰ.①看⋯　Ⅱ.①董⋯　Ⅲ.①医疗保健事业-概况-中国　Ⅳ.①R199.2

中国版本图书馆 CIP 数据核字（2019）第 172633 号

出版发行　河南文艺出版社
本社地址　郑州市郑东新区祥盛街 27 号 C 座 5 楼
邮政编码　450018
承印单位　河南瑞之光印刷股份有限公司
经销单位　新华书店
纸张规格　700 毫米×1000 毫米　1/16
印　　张　16
字　　数　207 000
版　　次　2020 年 1 月第 1 版
印　　次　2020 年 1 月第 1 次印刷
定　　价　39.00 元

印厂地址　河南省武陟县产业集聚区东区（詹店镇）泰安路
邮政编码　454950　　电话　0391-2527860

当个好病人

（代序一）

民以食为天。开门七件事：柴、米、油、盐、酱、醋、茶。

说法不同，道理相似：人首先要填饱肚子，才能做其他事。

这是老皇历。现在不同了，吃饱饭不成问题，怎样吃出健康才是问题。

那吃什么才能健康？都说吃五谷杂粮、粗茶淡饭好。

那么，人吃五谷杂粮，就不得病吗？

当然不是。

人吃五谷杂粮，哪有不得病的？

这句老话，言外之意就是，凡是人就会生病，不生病的就不是人，可能是神。

人生病了，就要去看病，去见医生。

因此，我们人人都离不开医生，终身要与医生打交道。

然而，平时如果没病，我们很少有人主动关注医学知识，去了解救死扶伤的医生。各种医食养生的书不少，但是很少有介绍如何看病、如何了解医生的；偶尔见着的，多是些阳春白雪、不接地气的，让人看不太懂，读不下去。

可一旦生病，马上就急了，甚至有点慌乱，这才想起医院，想起医生；

等赶到医院,才发现病人那么多,人山人海,挂号、就诊、检查、交费、取药都要耐心等待;好不容易见到医生,医生忙得抬不起头,几句话就打发了病人。

人病了本来就心焦,到医院看病又是如此"待遇",病人当然不高兴!

其实,怎么看病,怎么与医生打交道,其中大有学问。可我们大多数人还真的不知道;因为我们不懂医学,也不懂医生。

看了文安同志的新作《看病,你懂的》这本书稿,我似乎有点恍然大悟,原来医学是这样的,医生还有那么多烦恼,有时还很无助,当一名好医生还真的不容易。

大家都知道健康重要,从内心来说都想了解一些医学知识,但医学知识很深奥、很费解,枯燥得让人看不下去;但让我颇为意外的是,在文安同志的笔下,这些难懂的知识通俗明白,妙趣横生。

能把复杂的问题简单化,能把高深的知识变得有趣,从这点看,我就要为文安同志点赞,为这本书点赞!

同时,读罢此书,也让我更加明确,疾病面前、医生面前,自己要当个好病人。

何谓好病人?

理性、客观,知血肉之躯有可为与不可为,知医疗有可为与不可为;医生治病,但治不了命!那又是为什么呢?

有人说,我当个听话的病人行吗?行,又不行。病人遵医嘱没错,但有时又不能全听医生的。那又是为什么呢?

人一旦有病,看医生当然很重要,但病人自己更重要。最好的医生不是医生,最好的医生是病人自己。那又是为什么呢?

这些年,医患关系出了问题,不那么和谐,有时候还冲突激烈;病人怨气很大,医生自觉委屈。那又是为什么呢?

诸如此类的问题,在这本书里都能找到答案。

因为谋面不多,之前文安同志给我的印象是温文尔雅、沉静稳重;可我看了这本书稿后,才真正感受到了他内心的激情、满腹的才情。

文安同志是一名老记者,有着强烈的职业责任感;看得出,他是在试图去解开医患问题的症结,尽管这个症结很难解,但其用心之良苦,用情之殷切,实在难能可贵!

这不是简单的和稀泥,弄不好给自己弄个满身的"臭泥",两边不讨好:医生不服气,病人不认可。但文安同志知难而进,有一种"明知不可为而为之"的勇气,实在精神可嘉!

不管怎么说,有病就要去看医生,有病人医生就要看;这对"冤家",谁也离不开谁,不可能"老死不相往来"。

作为我们这些"病人",真的是要多了解一点医学知识,多理解治病救人的医生。

书中,文安同志一再呼吁,当医生就要当个好医生;我也要在此呼吁,当病人就要当个好病人!

因为当好病人,不为医生,不为别人,而是为自己的健康和生命负责任!

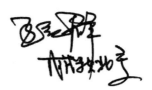

王立群简介：

王立群，著名文化学者，博士生导师，中国《史记》研究会顾问，中国《文选》学会副会长。十年来连续在中央电视台《百家讲坛》担任主讲人，讲述"王立群读《史记》"系列人物并出版相关图书，被观众誉为"《百家讲坛》最佳学术主讲人"。

当个好医生
（代序二）

我是一名医生，在卫生健康行业一干就是48年。

我的名字叫大一，谐音是大医，这是我母亲的希望，她老人家一辈子希望做医生的儿子能成为大医。

不管别人怎么评价，我还真不敢称自己是大医；如果比起我的母亲胡佩兰，我就更显得渺小和微不足道。

我的母亲胡佩兰是"感动中国"2013年度人物，老人家活到了98岁，做了70年的医生。单在街道的社区小门诊就坐诊了28年，直到生命的尽头。

母亲是主任医师，曾经是三甲医院的大专家，却到基层小门诊去坐诊，为什么母亲能够一干就是28年？

母亲工作在最基层的社区，没有高档的检查设备，开展不了高精尖的手术，为什么母亲能够一干就是28年？

母亲服务的都是普通的老百姓，开的是最普通的药，拿的是最基本的工资，为什么母亲能够一干就是28年？

在母亲的身上，还有许多许多的为什么。

正是有诸多的为什么，才让我真正读懂了母亲，也悟出了很多行医、做人的道理。

在我的心目中,我的母亲胡佩兰才是真正的好医生,是真正的大医!

正如"感动中国"组委会给我母亲的颁奖词:

"技不在高,而在德;术不在巧,而在仁。医者,看的是病,救的是心,开的是药,给的是情。"

在我48年的医学之路上,我一直在实践着、探索着、思考着:医学是什么?什么样的医生才是好医生?

最终,是我的母亲胡佩兰给了我最好的回答和诠释!

但是,这么多年来,我发现,我们有些医生忘记了学医从医的初心,对医学的认识模糊不清。对此,作为一名老医生,我深感忧虑。

因此,在看病之余,在学术活动之中,在开展公益活动的间隙,只要一有机会,我就要说上几句话,写一点文字,呼吁我们的医生高举公益、预防、规范、创新的旗帜,推动医学回归人文、回归临床、回归基本功。但是,我总觉得身单力薄、力不从心。

当看到文安同志的新作《看病,你懂的》这本书稿,我眼前为之一亮,精神为之一振,顿感自己并不孤单,并不是"一个人在战斗",而是有许多像文安同志一样的"战友",在大声疾呼,在砥砺前行。

因此,我就有了一种油然而生的冲动,一定要为文安同志,为这本书说几句话。

文安同志,之前我并不认识,后来因为我们一起举办"健康中原行·大医献爱心"大型系列公益活动,差不多有5年多的时间,几乎每个月都要见上一两面。

见面多了,就熟识了,我对文安同志就有了一些了解:他是学医的,却弃医从文,当了一名记者,准确地说是一名跑卫生健康口的记者,并且一跑就是20多年。

文安同志为人厚道,做人低调,做事踏实,处事严谨,有着"铁肩担道义"的豪情,也有着"妙手著华章"的才情。

　　如果从学医这个角度看，文安同志对我们这个行业来说就是内行，加之天天与医生、病人打交道，听得多了，见得多了，当然想的问题就多了，思考的问题也就不一样了。

　　如果从临床角度看，文安同志对我们这个行业来说就是外行；但所谓旁观者清，况且他旁观的时间还不短，自然就不是一般的旁观者。

　　由这样一位既内行又跨界的人来看我们这个行业，看医生和患者，不仅一目了然，而且入木三分。

　　看了这本书稿，我觉得应该为文安同志点赞，为这本书点赞。文安同志对我们这个行业，对医生和患者，有很独特的视角，也有很认真的思考；可以说，认识得透彻，思考得深刻。

　　当然，这本书说了许多大家喜欢听的话，也说了许多大家不愿听的话；无论是喜欢的，还是难听的，都是真话、实话。我想，让文安同志说出来，大家有则改之，无则加勉，无疑是一件很有意义的事。

　　从文安同志的一言一行中，从这本书的字里行间，我看到了他对我们卫生健康行业的深厚感情，对医生的真诚期待。听锣听音，听鼓听声，我们不但要学会看病，也要学会思考，学会修正；只有这样，我们才会站得更高、看得更远。

　　无须赘述。我想，无论是医生还是患者，如果阅读了这本书，自然就会有自己的判断，会有自己的感悟。

　　见仁见智，冷暖自知。

2018.9.6

胡大一简介：

胡大一，教授，博士生导师，国家突出贡献专家，国际欧亚科学院院士，我国著名心血管病专家、医学教育家。主编/主译医学教材和医学著作60余部，主持完成心血管医学指南20余项，获国家科技进步二等奖6项。现任中国控制吸烟协会会长、中华预防医学会副会长、中国康复医学会心肺预防康复专业委员会主任委员、北京大学人民医院心血管病研究所所长等职。

目录

当个好病人（代序一）／ 王立群 1

当个好医生（代序二）／ 胡大一 4

第一章　徜徉在医学的海洋里......1

一、医学的深度 ／ 2

人不是个"东西" ／ 3

骨科医生不是木工 ／ 6

看病其实是看人 ／ 10

二、医学的宽度 ／ 14

医学真没那么简单 ／ 14

当个好院长不容易 ／ 17

医生不能只会看病 ／ 21

三、医学的温度 / 23

　　考得好未必干得好 / 24

　　悟出来的好医生 / 27

　　医学的核心价值 / 31

第二章　知彼还要知"彼" ……36

一、我是来看病的 / 37

　　是医生就想把病看好 / 37

　　治疗只是无奈之举 / 41

　　永远战胜不了的疾病 / 46

二、能不能少花点钱 / 48

　　花钱越少越好 / 49

　　看病真的有点贵 / 50

　　医院发展有点快 / 54

　　国外的月亮未必更圆 / 58

　　真不能做得太过 / 61

三、别忽视病人的身边人 / 65

　　身边人的想法不一样 / 65

　　让身边人的感受好点 / 69

　　身边人真的很重要 / 73

第三章　问君能有几多愁......77

一、不谈钱行吗 / 78

医生真的不容易 / 79

医生心理不平衡 / 84

眼里不能只有钱 / 90

二、治还是不治 / 93

医生可选择不治 / 94

真不知道治不治 / 98

不治也可能就是治 / 103

最可怕的是误治 / 108

三、能不能不闹 / 112

我的理想很丰满 / 113

今天的现实很骨感 / 115

两败俱伤的"医闹" / 121

"打打闹闹"何时休 / 125

但愿天下再无闹 / 133

第四章　工夫在诗外......139

一、医生的第一必杀技 / 140

四句话吓死病人 / 142

见人就笑的硕士 / 144

实至名归的"大仙" / 147

大哥医生的"零纠纷" / 151

二、两种最基本的技能 / 156

绕不过去的"写" / 157

"写"出来的名医 / 160

医生中的作家 / 177

第五章　登上精彩的舞台......185

一、有力的肩膀 / 186

二、丰盈的双翼 / 190

三、稳健的脚步 / 197

第六章　我们都是好医生......201

一、做个有益的人 / 202

重要的是你为谁做 / 203

首要的是做好自己 / 206

关键的是要有精神 / 210

二、做个有心的人 / 211

有心就是有爱 / 212

要用心练功 / 214

要用心看病 / 216

要用心读书 / 219

三、做个有情的人 / 220

病魔无情人有情 / 221

用情看病"三部曲" / 223

做有情怀的医生 / 228

四、做个有趣的人 / 231

有趣的医生路更宽 / 232

有趣的生活更快乐 / 235

后记......240

第一章
徜徉在医学的海洋里

医学是什么？

医学是以预防治疗生理疾病和提高人体健康为目的的科学。

这个定义本来很清晰，大家也都认可。可不知从什么时候起，就一直有人在不停地质问，医学是什么？

问多了，答案也多了；答案多了，事情就复杂了；事情复杂了，人也就更糊涂了。

人体很复杂，人心很难测，大家都这么说。医学的研究对象是人，人都这么复杂，医学能不复杂？

医学到底是什么？我原本就没深入想过，更别谈来掺和。我只是在思考，掌握医学知识的医生，什么样的才称得上是个好医生呢？

在我看来，有了好医生，才能悬壶济世，造福芸芸众生。这才是最重要的！

没想到，一谈到医生这个话题，就又绕不开医学。

医学到底是什么呢？

上学时，有不懂的问题问老师、问爸妈；现在有不懂的，只好找度娘、查资料、问专家，求解答。

我找到专家的专著，打开一看，太高深了！

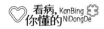

不想看！其实是太专业。不好看！还是太专业。有时就是这样,专著常常是把可以写薄的书写厚了,专家往往把简单的问题搞复杂了！

想想,估计有一多半人不想看,因为连我这所谓的文化人都不想看。

我并不自认为是文化人。因为心里清楚,距离文化人,自己的水平还低点,能力还差点,打肿脸,充其量算个准文化人。但没办法,大家还都叫我文化人！

关于医学,有一句话大家常说,医学就像浩瀚的海洋,深不可测。

大海是什么?有人说,大海是天使,碧海蓝天,给我们送来如画的风景;也有人说,大海是恶魔,惊涛骇浪,曾吞噬过诸多人的生命。

不过,我们来探讨医学,就应该看天使的海,看大美的海。

此时此刻,就让我们驾驶着一叶轻舟,徜徉在风平浪静、水天一色的大海里,茗叙医学,笑谈人生。

一、医学的深度

我们高考那会儿,还分文理科,理科试卷上就写着理工农医类。以此判断,医学与数学、物理、化学、生物一样是自然科学。

自然科学有个特点,研究得越来越微观,物质研究从分子到原子再到质子,生物研究从细胞到 DNA 再到基因。

人类对自然科学的研究是越来越细致,似乎还没有止境。

可与此同时,我们发现对人体、对疾病,尽管知道得更多了,但问题也越来越多了。

这正常,但有时又让我们很困惑。

那我们困惑什么呢?

人不是个"东西"

"嫦娥号"飞上了月球，"蛟龙号"潜入了深海，量子发生了纠缠，3D 技术打印出精密仪器……人类实在是太牛了，自然科学日新月异，如日中天！

一直有人在说，在未来，3D 技术能够打印出人体器官。你相信不？我还真不敢相信，打印出来的只可能是像器官的东西，但绝不可能是真器官。

为什么这样说？我一直在想，打印器官实在多余，还要一件一件地组装，太麻烦。既然能这么厉害，还不如直接打印出人来。

俄罗斯举办的第 21 届世界杯足球赛，最大的赢家不是冠军法国队，也不是承办赛事的北极熊俄罗斯，最大的赢家是我们大中国！

谁说的？肯定不是我说的，是段子说的。

本届世界杯，几乎被中国人所垄断。口说无凭，事实为证。

在世界杯开幕式上首次出现了中国旗手，而且一下子就是 6 名，这是有史以来的第一次。

比赛用球，纪念币，所有参赛队的国旗和队服，世界杯吉祥物，俄罗斯西伯利亚狼和所有特许商品等，这些物品都是中国制造的。连小龙虾也去了，俄罗斯各比赛城市所有酒吧里都提供中国美食小龙虾，第一次从湖北就紧急运送了 10 万只。

中国球迷共预订了 4.3 万张门票，总共有 12 万球迷到俄罗斯看球；赛场广告，被中国的万达、蒙牛、海信、vivo 等品牌基本垄断；中央电视台用 24 亿元人民币，买下了俄罗斯世界杯的转播权。

这届世界杯，中国企业出资赞助，国际足联收入 53.15 亿元人民币。

在赛场外，到处活跃着中国人的身影。但就一个地方没中国人，对了，就是赛场上！

因为中国足球队没去啊！他们在哪儿？可能是躲在家里看电视直播，那群爷们儿肯定是不好意思出门。

中国确实强大了，像踢足球这么累的事，中国人都不怎么干，叫欧美人踢给我们看，我们喝着冰啤酒，嚼着麻辣小龙虾，看着那些外国人在场上玩命地为我们表演，做中国人的自豪感油然而生！累死球场上的那帮孙子！

唉，咱们中国人许多地方都行，但中国男足确实有点不行！

中国男足不是差那么一点点吗？如果 3D 打印技术真那么厉害，就直接用打印技术，打印出 11 个 C 罗、11 个梅西，组成两支中国队，都去俄罗斯，一支比赛，一支观看，一雪多年之耻，一吐多年闷气，中国男足问题就解决了。

男足的问题其实没这么简单，我们还是放弃幻想，老老实实承认差距，切实解决问题吧。

道理是一样的，科学研究也如此，就是不断发现问题，不断提出问题，不断解决问题，这个道理永远不会错，这个方向永远不会偏离。

问题是，当我们用自然科学的眼光来看医学时，就会发现许多不可思议的问题，觉得医学的水太深了，怎么也看不透。

比如说运动，人和汽车、火车、飞机都是能够运动的东西，都能够动起来、跑起来、飞起来。

人和汽车都是能够运动的东西，是东西就会出毛病。汽车出了毛病，就要到 4S 店去修理；人出了毛病，就要去医院看病。

这是相似之处，当然也有不同之处。

单说这一天，4S 店接到了一批单子，有几十辆车需要修理。经过检测，其中有 5 辆车是发动机的火花塞有毛病。

检修师傅一扬头，说了句，需要换火花塞。

那就换吧。

换好火花塞,一打火,车辆正常启动,客户很满意,5 辆车相继被开走。

也在这一天,医院收治了一批病人住院。经过检查,其中有 5 个病人是肾衰竭引发的尿毒症。

医生抬起头,又摇了摇头,缓缓地对病人家属说,是肾衰竭引发的尿毒症,病情很重。

那怎么办呀?

目前没有很好的办法,如果条件许可,可以考虑换肾。

只要能救命,那就换吧。

换肾绝不是换火花塞,反正是非常复杂,会出现手术适应证的问题、肾源的问题,还有术前的准备,术后治疗环节的护理、康复等问题。

此处省略很多很多字。

6 个月后,5 个病人相继换肾。

可最终只有 4 个病人走出医院,因为有一个病人因麻醉意外,连手术室都没有走出来,死在了手术台上。

一年后,又一个病人去世,可能是由于严重的排异反应。

目前,5 个病人中只有 3 个病人还在世,但不能用健在来称呼,因为他们需要终身服药,终身都是病人。

问题就此来了,如果人真是个像车一样的东西,那么换个零件,拔腿就能跑出医院。

这样看来,人不是"东西",人类是高级动物,绝不是一般的东西。

换个火花塞,问题马上 ok(好)了。可换个肾,不能解决问题。

人类是越来越聪明,科技是越来越发达,"可上九天揽月,可下五洋捉鳖",可对自身的许多疾病却常常束手无策。

人类可以把机器人造出来,从理论上讲,甚至可以把人克隆出来;可为何在自己身上换个器官至今还不成熟?

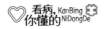

自然科学讲究精准,可用数学式表达,用计算器算出来;可医学无法用数学公式表达,无法进行精准的计算。

自然科学研究可以重复,重复一千遍、一万遍都是这个结果;可医学治疗的手段和效果,为什么许多时候无法简单复制?

人体很复杂,个体有差异,这是最"粗暴"的解释,也是最合理的解释。

骨科医生不是木工

我曾当过两个月的木工学徒,使用过木工的常用工具,比如锯、锤、钻、剪、钳、凿、锉、螺丝刀等。

实际上,木工使用的工具,比以上列举的多得多。

在大三的见习期,我走进了手术室,亲眼看到了不少骨科手术,发现了骨科医生常用的手术器械,比如锯、锤、钻、剪、钳、凿、锉、螺丝刀等。

这不都是木工师傅使用的工具吗?

不错,骨科医生使用的器械,在木工师傅那里都能找到。

还真有这样的一件事。

一次,我的老师要做一台脊柱手术,因为医院刚开诊不久,手术器械还不齐全,在准备手术器械时,发现差一把骨凿。

没有了这把骨凿,患者的手术只能延期;一延期,就可能会耽误患者的病程。

因为一把骨凿,老师急得团团转。

老师,木工房里有凿!

我话刚出口,就后悔了。

看我这猪脑子,怎么能这样想呢?

土里吧唧的木工工具,高大上的手术器械,两者怎么能相提并论呢?

我这句话,可能会成为一个永久的笑话!

没想到,绝对没想到,老师一抬头,眼睛都亮了。

对,木工房有!

老师兴奋地用手指着我,真聪明! 你去木工房借把凿! 明天的手术,你进手术室!

没搞错吧? 还真能用木工的工具做骨科手术?!

这下我抖了! 不但受表扬,而且有奖励,能够进手术室看手术了。

手术室是无菌场所,是尽量控制人出入的,老师能让实习生进手术室,是实习生倍儿有面子的事。

这是个真实的故事,我经常在同学聚会时讲,目的是刺激刺激那帮小子,别以为当了专家、当了主任、当了院长就很牛!

你们这些骨科医生就是一木匠!

觉得很刺耳吧,你们还别起哄,别不服气。

不错,这是同学们之间在闹着玩,但仔细想想,骨科医生还真跟木工有许多相似之处。

骨科医生是在"修理"人,木工是在修造家具。

骨科医生干好了,就可能成为医学家。

木工干好了,就可能成为科学家!

这还真不是开玩笑,鲁班是木工,但谁说他不是一名科学家?

牛顿很牛吧,是个大科学家,他小时候就喜欢做木工活,是个小木匠。

我要是大学毕业不弃医从文,说不定也能这样写自传,书名就叫《从小木匠到医学家》。

没有当上骨科医生,现在真的很后悔,觉得当初的选择就是脑袋被驴踢了。

不过,说实在的,我还真没觉得骨科手术有多么的高大上,有多么的高不可攀；相反，我也真没觉得骨科手术跟木工活差距有多大，只不过，医生面对的是人，不能有任何的闪失，毕竟是人命关天。

当然，这么恶毒地蔑视骨科医生，肯定有同门兄弟反驳，认为我是吃不着葡萄说葡萄酸，是信口开河、满嘴胡呲！

你可别逼我急，我还有更恶毒的。

有屁快放！

好吧，这可是你们逼的。

骨科医生手术时，打根钢针，拧个螺丝，歪点偏点，只要固定牢靠，就算是手术成功。要是换上木匠师傅，谁都不敢把螺丝拧歪拧偏，否则就无法混饭吃。

一般的四肢长骨骨折，如果骨折端错位，复位三分之二就没问题，因为人体的再塑能力很强，很快就能够长齐整。

也就是说，还有三分之一的长骨是错开着长的，如果是成年人，错开的至少在 10 毫米。

木工干活能这样吗？你家请木工做张桌子，如果桌面的接缝处有一毫米的空隙，有一毫米的不平整，你就可能淡定不了，甚至可能连工钱都不愿意支付。

怎么样？没错吧！

说你们是木工，我这是说得客气。如果你们都像木工那样干活精细，每例手术肯定是解剖复位，都能成为精品手术。

如果不客气地说……

算了，不说了。

说呗，只管说，反正都是难听话，我们医生听多了。

我可真说了？

说吧，狗嘴里吐不出象牙！

你们这些骨科医生就是一堆粗糙的木工！

你! 你! 你!

几句话就把几位好兄弟彻底打蒙!

这些都是酒桌上的话,上不了台面,今天把这个故事讲出来,只是供大家思考,也许会有所启发。

虽然在胡说,但又在说大实话,又在说不好听的话,又在说得罪人的话。其实,我很清楚,好听的话往往不是实话,实话往往很难听。

不过,请大家放心,尽管我在本书中提到的人和事都是真的,但千万别对号入座;如果有哪位老兄实在觉得有的话不好听,惹你生气了,就当那几句话微不足道,是在胡说八道。

骨科医生当然不是木工,那像木工一样的医生有没有呢? 还真有!

有一家三甲医院的骨科,住了一位股骨干骨折的病人,需要牵引治疗,就是在膝关节下的胫骨上打上一钢针,然后牵拉,把骨折端牵开、复位。

这工程还真是像木工一样,医生一手拿钢针,一手握锤子,一锤一锤地把钢针钉进去。听说后来有一种医用射钉枪,当然木工也有这种相似的东西,貌似在临床上使用得不普遍。

管床的三级医师对一名住院医师说,小王啊,去打个牵引,就那股骨干骨折的44床。

小王一听,乐了,激动了。为啥? 主任对小王放心啊,又给了他一次单独历练的机会。

就这样,小王屁颠颠地去打钢针。一看片子,是左侧股骨干骨折,就开始打钢针了,真的很顺利,钢针一点都没歪,都快赶上木工师傅的水平了。

小王很高兴啊,就开始指导起病人来。以前,是跟着主任,只是主任说,自己听。今天好不容易有表现的机会,就得抓住机遇说两句。

44床,你的左腿骨折了,右腿可没问题,应该多伸伸这条好腿,多活

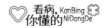

动活动。

大夫,我骨折的是右腿。

什么?那就活动左腿。

不对呀!小王的心一咯噔,一掀被子,心凉了半截,打错了!

本应该是右腿牵引,小王把钢针打在了患者的左腿上!

不知道小王怎么会看错片子,估计是拿错了,那张片子可能是另外一名患者的,也是股骨干骨折,只是一个是左腿另一个是右腿。

这下麻烦就大了,这可不是技术问题,是严重的责任事故。

道歉,赔钱,小王还被医院开除了。

像这样极端不负责任的医生,我还真觉得应该早开除!

不过,像这样的木工医生还是罕见;我们绝大多数骨科医生还是救死扶伤的医生,不是修理家具的木工。

看病其实是看人

有人把骨科医生分成三类,是根据医生看病的习惯来分类的:

三流骨科医生——只看片子,不看病人。

可能就像小王那样,一看片子就下结论。这类医生基本上不会独立看病,完全依赖检查报告。如果哪天拿错了片子,病人就倒大霉了!

二流骨科医生——先看片子,再看病人。

看完片子有了初步结论,然后再看病人的症状来印证。这类医生有一定的基础,但经验不足,心里没底,需要继续努力。

一流医生——先看病人,再看片子。

这类医生一般是有经验的医生。他们看病通常是先把片子放一边,亲自动手检查,询问病人症状,在做出初步判断后,再看看片子印证,几乎都能做出准确诊断。

写到这里，我突然想起了李清照《武陵春·春晚》中的"物是人非事事休，欲语泪先流"。

李清照是旷世才女、煽情神人，寥寥数语，就写出了物是人非的凄凉、愁肠百结的哀婉，被称为千古绝唱。

在这里，我们不是欣赏诗词，是想借用一下"物是人非"这个词。

物是物，人是人。

"物是人非"还有更多的新解：物质是固定的，人是会改变的；静态的是"物"，动态的是"人"；不会变化的是环境，会变化的永远是人。

人体既然这么复杂、神秘，那么医学自然是博大精深、奥妙无穷。修理这么高深的东西，木工当然不行，普通人就更不用说。因此，在当医生前，要读医学院校，很多人读到了硕士、博士。

为什么要这么高的学历？原因很多，但我认为最重要的有两点：

一是医学涉及的知识太深奥，掌握的熟练程度要求太高，毕竟医生面对的是人不是物。修理家具时，一斧头下去，砍偏了，没关系，换一根木头再来；"修理"人时，一刀下去，切偏了，把不该切的切了，能再换吗？轻则导致病人伤残，重则要人性命。

二是高学历的人一般养成了认真负责的好习惯。学习是掌握知识，很重要，更重要的是培养习惯，你不认真、不努力，当然考不了好成绩，没有漂亮的分数，凭什么读硕士、博士？好习惯才能成就好医生。

因此，医学生读硕士、博士就很有必要。

除了这两点，还有一点格外重要，不读不行，形势逼人。

现在的医院，特别是有点名气的医院，如果不说医院有几百个上千个博士，那就太不上档次，太没面子了。对医院来说，博士还是一种门面。

医院招聘，如果需要本科生，报名者数万人；如果需要硕士，报名者上千人。这还不行，找院长的人太多了，都得罪不起，怎么办？不如提高

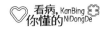

门槛,要博士,要 211 高校的,要 985 高校的,先把大多数挡在门外再说。

对医院来说,博士还是挡箭牌。而对博士本人来说,博士学位至少是一块敲门砖。

一家大医院招聘收银员,财务处长拟了份报告,条件是大专学历,处长觉得大专生(学历)就足够了,可院长看了一眼,就把报告扔到了一边。

你脑子没毛病吧?当我们医院是建筑工地?现在搬砖的都是大学生。如果这消息一发布,熟人都找来了怎么办?我们还怎么工作?至少本科学历!

要不都说领导水平高,消息一发布,乖乖,报名网页都爆了,应聘的太多了,别说本科生了,硕士、博士都报名 1000 多人。

够牛了吧?不过,还有牛上天的,招人要求泰晤士世界大学当年排名前 30 位的毕业生,我一看最后公示的名单,好家伙,除了有少数几个如加州理工学院、斯坦福大学、帝国理工学院等世界名校的学生,其他的学生都来自中国内地的两所"牛校"——北大、清华。

我很好奇,就查了一下当年的泰晤士高校排名,不错,肯定是从第 30 名往前看,结果我笑了,第 30 名是清华大学,第 29 名是北京大学,不用看了,再往前不会有中国内地的高校了。

已经很清楚了,在这家单位的眼里,中国内地的名校只有北大、清华,只有北大、清华的毕业生才是优秀人才。谁这么牛?牛有牛的资本,肯定非富即贵,不是"名门"就是"豪门",太有钱了,太任性了。猜对了,他的名字叫"垄断"!

博士、医生的英文单词都是 doctor,最开始时,我就想,是不是在英美国家,当医生的都必须是博士,后来一了解,还真不是这样。那是什么原因呢?我不知道,可能是认为医生与博士一样学识渊博、受人尊重吧。

再看看 doctor 这个词,它涵盖的几个工种里还有如下几种含义。

巫师:无论是东方还是西方,都认可医巫同源,医生的祖宗并不光鲜,就是一群跳大神的巫师。

修理:外科医生干的活。身体有地方出毛病了,那就准备手术吧,似乎离开手术刀就看不了病。

修造:生殖科医生干的活。不孕不育的先修整,实在不行的就制造,用试管婴儿技术,总能造出一个小人来。

造"假":骨科医生干的活。缺胳膊少腿了,装上义肢,有时能以假乱真,估计老前辈们也是拜鲁班为师。

掺杂:牙科医生干的活。牙掉了,牙缺了,总得补上吧,现在是技术越来越先进,掺杂很难发现,假牙都能以假乱真。

修改:整形科医生干的活。胸部不挺,屁股不翘,多不性感! 那就修改吧,完全可以实现丰乳美臀。

修饰:美容科医生干的活。不美的可以变美,美的可以更美;没有最美,只有更美。许多影视明星都是这样修饰出来的。

这样一演绎,doctor的意思似乎都与医学、医生相关,颇耐人寻味。

不过,医学毕竟面对的是人,其他自然科学研究的是物。因此,我总在心里想,如果我们把医学完全等同于传统意义的自然科学,完全用自然科学的研究方法研究医学,那就真没把人当人看!

韩启德院士说:"目前看来,医学无法完全依靠现代科学的实证与量化分析,仍然需要传统医学的整体观和经验性方法。"

大家对韩启德不陌生吧,他现任中国科学技术协会名誉主席、中国科学院院士,曾任全国人大常委会副委员长、全国政协副主席。他不仅是大科学家,也是大领导,还特别敢说真话!

不只是韩启德院士,钟南山院士也是特别敢说,也是一位特有个性的科学家。

在抗击"非典"中,国家疾病预防控制中心曾认为"典型衣原体是非典型肺炎病因"。这是来自最权威机构的声音,意味着盖棺论定。

可钟南山院士尊重科学,实事求是,勇敢地予以否定;并带领他的课题组,在全世界率先探索出了一套富有成效的防治经验。这套经验被世界卫生组织专家组认为对全世界抗击"非典"有指导意义。

钟南山院士也曾说:"我们看的不是病,而是病人!"

说到这儿,我还是要坚持,医学是自然科学,不过,好像又不全是。

但我确信,大家一定会认可,医学真的像波澜壮阔的大海,深不可测!

二、医学的宽度

看病其实是看人,这没错;但光看人行吗?

还真不行!

人不是"东西",人能活动,是动物的一种;但人的大脑发达,有思想,重感情,不是一般的动物。

人还得活下去,就要吃五谷杂粮,就有喜怒哀乐,就要适应社会环境。

人不是孤立的人,人是社会的人,看病光看人当然不行!

医学真没那么简单

在谈到医学发展,特别是新中国医学发展时,都要提到一个数字:新中国成立前,我国人均寿命为 35 岁。

35 岁这个数据,出自美国学者 Harry E.Seifert(哈里·E.赛弗特)的研究结论,统计时间是 1933 年,依据是金陵大学对 100 多个县共 38256

户农家的调查资料,调查时间是 1929—1931 年。

我们不难看出,这一数字的代表性很成问题,时间太早,仅限农村,计算方法也不成熟。有不少专家曾提出异议,这个美国佬是在以偏概全!

在此,我们不争论这一问题,但可以肯定的是,新中国成立前,我国人均寿命的确不长。

那为什么都这么短命呢?因为医学不发达。

仅此而已吗?当然不是!

在 20 世纪三四十年代,当时的民国政府政治腐败,战乱不断,天灾人祸,民不聊生,老百姓连吃饱饭都困难,哪里还有闲情逸致搞什么延年益寿?

现在不同了,中国迈进了新时代,政治清明,国泰民安,人民丰衣足食,初步实现了小康,2018 年我国居民人均预期寿命达到了 77 岁。

77 与 35,这两个数字相差了 2 倍多。

真是太了不起了!

当然,这一成绩的取得,医学的发展厥功至伟!

当然,这一成绩的取得,也与社会经济的发展密不可分!

老百姓的生活好了,寿命长了,按说对医疗保障很满意了;但事实上是,不少老百姓仍在抱怨,现在的医院不敢进了,医生的心变黑了。

看病难了!看病贵了!

可另一方面,院长都在说院长不好当,下辈子决不当院长。其实真用不着下辈子,现在就可以辞职不干,不知道有多少人想干,眼巴巴地盯着这位置呢!

这可不是胡说,有故事为证,还是我耳闻目睹的。

这个故事发生在 20 年前。一次,开一个医政方面的会议,卫生厅厅长(现在叫卫生健康委主任),在主席台上发表重要讲话,台下听会的都

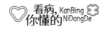

是院长。

突然，这位领导放下讲稿，很认真地说，你们都是院长，都在说院长不好当，难道你们比当主任、比当一般职工还难吗？

同志们，我看未必！

你们在座的，有些人是不是国内能去的地方都去了，现在就想着出国去看看，把全世界能看的地方都看个遍！

你们在座的，有些人是不是三天两头吃着大餐，革命的小酒天天醉，喝酒还要喝名酒，有的人甚至是非茅台酒不喝！

你们在座的，有些人，可能是每一个人，天天坐着公车，连老婆孩子都坐，七大姑八大姨也坐，司机都成了你们家里的专职保姆！

同志们，还有什么可说的？以后，你们不要再在我面前说不想当院长了，如果真不想当，你就真提出来。

台下的院长们鸦雀无声。

前不久，我在散步时碰见了这位早已退休的老厅长，我一直很好奇，提到了这件事，就问他，您那次讲话后，是否还有院长找您说不想当院长？

老厅长笑了，你懂的。

估计没有。

是一定没有！

我和老厅长都笑了。

总之，院长不想当是假，牢骚满腹，觉得压力很大，不满意是肯定的。

当然，医生也委屈啊——我这当医生的容易吗？不但要把病人的病治好，还要服务好，没日没夜地加班，待遇还这么低！钱少啊！一个月几千，一两万，两三万，看起来不少，可我才拿了多少年？30多岁才拿工资，你们都拿工资上十年了。我们难道不委屈？

大家都委屈，都在发牢骚，都不满意，结果是医患关系不和谐了！

医学科技进步了，方方面面却不满意了。

韩启德院士认为，现代医学快速发展，客观上延长了生命，大大改善了生活质量，对生产力、经济和社会发展产生了巨大的推动作用。然而，矛盾的是，医学也从来没有像今天这样地招致人们强烈的怀疑和不满。

看来，医学真没那么简单。

当个好院长不容易

假如我是一名院长，要做什么事呢？首先要引进培养人才，提升学科水平，把病人的病看好。这重要吧，简直是太重要了，看不了病的医院还要它干吗？

别说，还真有看不了病、几乎是纯忽悠、昧良心的欺骗的医院，不过，以前不少，现在很少了。谁开的？不说了，你懂的！

那怎么引智惜才？当然是事业留人、待遇留人、感情留人，少了哪一点都不行。

一谈待遇，当然就需要真金白银，许多地方政府财政紧张，一谈到教科文卫，领导就紧张，不是不知道重要，是政府钱袋子羞涩，真没有那么多钱投入到卫生健康事业上。

在开会时，在作报告时，卫生健康事业很重要，可会后就不见得重要了。不过，这些年，政府确实很重视民生问题，比起前些年简直是翻天覆地。以前，政府报告里有时就是几个字、一句话，有时甚至都忘了。

还真有这样的事。大概在 20 世纪 90 年代初，某省省长在作政府工作报告，下面的代表有卫生厅厅长，领导在上面慷慨激昂，厅长在下面看报告，一行一行地看，一个字一个字地看，怎么也找不到"卫生"两个字。

卫生厅厅长当然得先关心"卫生"，可他还真是没找到。

失落啊！委屈啊！激愤啊！不行，一定得去问问领导，太不可思议了。

会后,卫生厅厅长亲自去找省长,一路小跑,心情激动,想当面质问领导,太不把我们卫生行业当回事吧!

走进办公室,领导一见来的是卫生厅厅长,脸上的笑意就没了,这小子不会又是来要钱的吧?见领导脸色变了,厅长的脸色也变了,从一脸愤怒变成了一脸笑容。

有什么事啊?

有个小事,您老人家今年的工作报告好像没提我们卫生?

不会吧?

省长随手拿起办公桌上的政府工作报告,又拿起放大镜,开始寻找,找着找着,心里开始嘀咕,好像还真没有呢?

突然,省长眼睛一亮,这不是吗?

厅长心里一咯噔,糟了,看我这眼神,看我这沉不住气的水平,还是领导的水平高啊!

你看,这上面不是这样写的嘛:还要抓好科学教育文化等事业。

没有卫生啊?

怎么没有,这不在"等"字里面嘛!

高!高!实在是高!

卫生厅厅长彻底服气了,领导的水平是真高!

有时,也要理解领导。领导考虑的问题更多、更复杂、更全面,每个问题都要从政治、经济、社会等角度去衡量,卫生健康只是全局中的一个环节。

比如说,如何让癌症早发现,最有效的手段就是运用现代技术进行大面积人群筛查,即"大海捞针"的办法。办法是好,那就去"捞"呗,但是我们还必须考虑其耗费与效益比。

北京市政府曾投入2亿多元,对全市133万妇女进行癌症筛查。宫颈癌筛查 75 万例,确诊宫颈癌 72 例;乳腺癌筛查 57 万例,确诊乳腺癌 241 例;其他妇科肿瘤 17 例。

以此推算,对全国妇女进行"两癌"筛查,国家需要花多少钱?

关键是,这还只是妇科肿瘤,还有很多很多的肿瘤,是不是都得"捞"一遍、"筛"一遍呢? 如果是肯定的回答,需要的花费就是一个天文数字,国家能负担得起吗?

国家不可能对卫生健康事业投入得太多,虽然现在国力强大了,但也不可能无止境地投入! 别说中国,连美国这个世界老大也如此。

政府投入不足,院长要用待遇留人,怎么办? 当然得挣钱。

院长要挣钱,就得搞好经营,研究经济学,医学与经济学分不开吧!

院长要挣钱,钱从哪儿挣? 当然从病人那儿挣。如果不该挣的挣了,挣得太多了,群众就有意见了,看病太贵了!

群众不满意了,党和政府当然不满意了,你们是公立医院,是公益性事业单位,是为人民服务的,怎么能唯利是图呢?

这就成了政治问题,医学与政治也分不开吧!

大家看一看、想一想,不是院长管得宽,而是必须管得宽!

前几年,我们这儿出了一家"亚洲最大医院",床位达到了上万张,职工上万人,人均月收入上万元,曾被炒作得沸沸扬扬,院长被推到了风口浪尖。

可大家想想,我们这位院长有多委屈,他只是一个院长啊! 作为院长,他能做什么? 又做错了什么呢?

我们是人口大省,他所在的医院是全省的龙头医院,诊疗水平首屈一指,在群众中有良好的口碑,深受病人信任,患有疑难杂症者大都选择这家医院就诊。

病人是越来越多,门诊病人爆满,住院病人一床难求。

怎么办?

只有增加门诊，增加病床，满足群众的需求。

这可是在"盲目扩张"啊！

不增加不行吗？

当然不行。否则，你就是拒收病人，不关心民生问题，损害了群众的健康权益。

如果扣上不讲政治的帽子，你这个院长干脆别干了。你是谁的院长？当然是医院的。医院是谁的？是国家和人民的。党和人民让你担任院长，使命光荣，责任重大。

既然这样，院长还有其他的选择吗？

那就盖楼吧，增加床位吧，添置医疗设备吧！

还有人呢？那就引进、培养，还要把现有的人才留住。

这就又回到了待遇留人。其实，还不只是留人，作为院长，让职工们待遇高点、福利好点，这是应该的啊！

再说，作为一个单位的掌舵人，就应该干事创业谋发展，把单位做强做大，把员工的积极性调动起来。

院长有错吗？真的没有。

如果简单地评价这位院长，他应该是一位政治敏锐、思路开阔、锐意创新、真抓实干的院长！是一位好同志！是一位好院长！

一般来说，领导的眼睛还是雪亮的，是不会埋没人才的。古今中外，一直有人才被埋没，大都不是因为领导不识才，而是因为领导不喜欢你；或者是领导私心太重，压根儿就不想干事；或者是领导在卖官，你又"死心眼"，还舍不得投入。

院长光抓业务不行，什么都得会，讲政治、懂经济、强队伍、善管理……少了哪项都不行，简直就是个"万金油"。

医生不能只会看病

医生的主要工作当然是看病，但把病看好就行吗？也不行！

有一个人摔了一跤，左手抬不起来了，急匆匆到医院就诊，医生让拍了张片子，拿来一看，尺骨骨折，还算不太严重，闭合性骨折，错位也不大，好吧，用小夹板固定，不用住院，直接回家吧，定期来复查就行。

花了多少钱？患者一看收费单，就几百块钱。

科室主任一见，坐不住了，小李啊，这种病人不住院行吗？病人的肢体肿胀一直在变化，固定的松紧度需要每天调整，病人怎么能掌握好呢？如果固定不好，骨折再错位怎么办？搞不好，还可能会引起病人肢体缺血性改变，甚至造成截肢，导致病人终身残疾，那麻烦就大了！

说得很对，主任就是主任，还是住院安全、稳妥，去交费吧，先交2000元，住院治疗。

小李啊，小夹板固定有时不太可靠，效果也不好，万一等几天出问题了，还得手术复位，病人可能就不愿意了，就可能质问我们，你们早干什么去啦？应该一开始就给我手术呀！

一般情况下，遇到这种情况，就是一场医疗纠纷。这时，医生就不只是医生了，还得懂法，医学还与法律分不开。

能用法律解决的医疗纠纷就不算什么大问题了，医院该应诉的应诉，相信人民法院会做出公正判决。如果真败诉了，一般医院都能接受，承担应有的法律责任。

当然，最可怕的是医闹，患方压根儿不谈什么法律，直接在医院扯条幅、设灵堂、堵大门。不是有警察吗？是有的，警察在旁边看着，只要双方不真枪真刀地干起来，警察一般是不会出手的。

你别不信，我还真见过这样的事。

一次，我到一家医院采访，正好碰见一场医疗纠纷，双方吵得热火朝天，警察就在一旁观战。

我就问警察，你们怎么不干涉干涉？

干涉啥？又没打起来。

那也得管管，万一打起来呢？

那就抓人！

为什么非要等到打起来呢？是你们领导这样说的？

我就是领导，是派出所所长。

大家看看，我们能说警察不重视吗？人家所长都亲自来了，还有什么话可说的。

医学真的复杂，一个小夹板竟然扯到了法律问题。临床上就这样，哪怕一项很小的治疗，医生都要进行评估，才能慎重地做出决断。

是呀！尽管小夹板固定花钱少，无创伤，病人恢复快，但如果掌握不好，就有可能发生患者肢体缺血性改变，这风险就大了，还不如直接手术。那这样吧，准备手术！

要手术，就有术前谈话，患者还有患者家属都来了。

你们这是一个钢板内固定手术，要用钢板，你们商量商量用什么钢板。有国产的，一两千元；还有进口的，一两万元。

有什么不一样吗？当然不一样！进口的钢板用的是新材料，质量好，副作用小；国产的嘛，质量要差点，的确发生过钢板断裂事故。

真的吗？那，那，那……病人家属一咬牙，安全第一，安全第一，还是用进口的吧！

那好吧，我建议用两块钢板，不过，得你们自己拿主意。

用一块好还是两块好？

当然是两块！你们家的桌子腿折了，要修理，是固定一边好还是两边好？

那就用两块吧！这样效果好！

效果是好,费用却高,治疗费用一下子从几百元飙升到四五万元!

这位病人家庭经济状况可能较好,如果确实有困难的,医生也不可能"见死不救"——可能只用一块钢板,可能用国产钢板,可能不手术,可能不住院,可能就用小夹板固定,花费就只需要几百元。

乖乖,这差别有多大! 看来,医学还是个有宽度的科学。

但医生错了吗? 还真未必。那么病人呢? 花了那么多钱也未必就冤枉。

就像手表,有人戴的是百十块钱的,有人戴的是几万几十万的。有差别吗? 当然有。不过,只有懂行的才能看出来,我是看不出来的。

看来,看病不只是医学问题,也是政治问题、经济问题、法律问题,关键是从哪个角度看这个问题。

因此,医生看病不能紧紧盯着病人,还得有灵敏的嗅觉、宽阔的视野,得有点政治的眼光、经济的头脑、法律的意识。

三、医学的温度

早在 100 多年前,加拿大有一位医学家、教育家,被称为 20 世纪医学领域的大师,是现代医学教育的始祖、临床医学的泰斗,尤其强调医学的人文精神,开创了现代医学新观念与新里程。

这位大牛人就是威廉·奥斯勒。他曾一针见血地指出,医学实践的弊端在于:历史洞察的贫乏,科学与人文的断裂,技术进步与人道主义的疏离。

这段话的意思是,临床医学在不断发展,技术在不断进步,但我们的

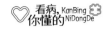

医生却越来越没有人文情怀了,越来越没有人情味了,越来越没有同情心了,越来越不会看病了。

那么,真的是这样吗?

考得好未必干得好

记得我上大学那年,我们学校招收了300名本科生,最后拿到毕业证的不到280人。为什么? 一是入学时体检不合格的被要求休学,二是在校挂科成绩不合格的不准毕业。

现在我们学校每年招生多少? 说出来吓你一跳,一年5700多本科生,研究生少些,就600多人,也是当年本科招生规模的2倍多。这样一对比,我感觉很有成就感,如果放到今天肯定能上个211高校,甚至是985高校。

当年,我们系、我们专业、我们年级、我们班,怎么说都是一样的,班上只有56名学生,高考分数相差不大,最多只有20分左右,都是半斤八两,谁也不比谁高明多少。

高考分数差距不大,可上了大学,开始专业课考试时,分数差距就大了。每当考试结束,一看成绩单,依然是万里江山一片红。

什么意思? 成绩靠前的大都是女生,分数高,成绩好,太厉害了! 以至于开始时,我们都不敢搞对象了,又是美女又是才女,女神级的,我们都觉得自惭形秽,高不可攀,害怕追不上啊!

更可气的是什么? 女生总数才14人,占比仅仅25%,可几乎都骄傲地排在了班级的前列,垫底的都是清一色的"和尚",好像我们男生都弱智,让我们这些大老爷们儿情何以堪。

当然也有例外,有那么两三个一直很牛的男生,就跟高考备考一样,起早贪黑,勤学苦练,成功入选红队行列,成为四分之一女生中的"党代表",分数也很高,成绩也很好。值得称赞!

不过,燕雀安知鸿鹄之志?这几位兄弟多少有点遗憾,遗憾什么?估计没有谈过恋爱。是不想谈吗?估计不是不想谈,是没时间,心无二用啊!当然,可能还有一个原因,这样的学霸未必讨女神喜欢。

这两三个成功潜入女生队伍中的兄弟,当然一个都没有抱得美人归。不过,也很不错,他们把博士证抱到了家里,把该读的书读完了,实在是了不起!

这话我可不是恭维。

我上大学的时间是 20 世纪 90 年代初。因为高考太苦,许多同学都学透支了,学呕吐了,不想继续吃苦,有的甚至一点都不想学,能够立志考研、考博的学生凤毛麟角。

考博士的兄弟自然得当医生,多读了好多年的书,最后踌躇满志、兴高采烈地来到医院,找到科室主任报到,一看领导,心里拔凉拔凉的,这不是我大学同班同学吗?

不平衡呀!惆怅呀!郁闷呀!我这些年的努力和付出,竟然是这样一个结果!

何止如此?还有更不平衡的。

一走进手术室,主任同学一拿起手术刀,简直就像太极宗师张三丰舞剑,快时如暴雨,慢时似和风,刚柔相济,出神入化。小伙伴惊呆了!

太伤自尊了!我多读了那么多书,苦了那么多年,现在连最基本的手术都不能独立开展,如果要达到像主任同学现在的技术水平(不如说是艺术水准),不知还要再奋斗多少年,甚至有可能一辈子都达不到这种境界!

有必要声明一下,我没有说现在的医学博士不行,否则那么多医学博士会骂死我,但有医学大咖说医学博士不行的,是我亲耳听到了。是谁说的?不能说,否则他老人家也得挨骂。

一次，一位领导接见一位医学大咖，还共进晚餐，所以说话就很随便。就这样，在觥筹交错的友好的气氛中，这位领导就好奇地问，教授啊，现在有不少海归的医学博士，他们怎么样？

很好啊，他们什么都会！

教授不假思索地回答。

不过，就是不会看病！

教授补充的一句话，让大家都笑了。

其实，我还真不完全相信教授的话，至少教授有点以偏概全。但我了解这位医学大家，理解他的苦心，他是既忧虑又期待——忧虑年轻医生实践技能不扎实，期待有更多的年轻医生尽快脱颖而出。

在我的大学同班同学中，博士都进了名院，就业明显好于本科毕业的同学，但如果进了同一家医院，基本上博士并没有明显的优势。至于未来怎么样，不得而知，因为我不是神仙。

人比人气死人，人与人之间的差距大着呢：智商吧，有的人读书玩着就考高分，有的人玩命学也不咋样；情商吧，有的人左右逢源、人见人爱，而有的人开口噎死人、处处不被人待见。

就像我的那帮同学，有的天天优哉游哉，考试前点上蜡烛，熬上几夜，照样考个七八十分；有的同学天天按部就班，勤学苦练，大都能考个八九十分。当然是有差距的，不然天理难容！

可是，注意了，等当了医生，经过我这么多年的追踪观察，手术做得漂亮，大都是那些变着花样玩的、学习没那么刻苦的同学。当然，努力学习的都不差，特别拔尖的却很少。

这就是医学，这就是医生。

悟出来的好医生

大家都认可医学是一门科学,如果是一门纯粹的科学,像数理化一样,那么就可以用公式、定理来表达,就可以计算出唯一的正确结果,会有一个标准答案。

但医学却不是这样,同样是一种病,往往会区分男女性别、身体胖瘦、体质强弱、地域差异、季节气候、年龄大小等等,采取不同的治疗方法,才能取得满意的疗效。

有人说,医学水准的高低,评判的标准不在书本知识的莫测高深,也不在各种诊疗仪器的神秘闪烁,而在于内科医师诊疗思路的缜密与睿智,外科医师手头功夫的独到与娴熟。

换句话说,内科医生重在思维和悟性,外科医生重在灵巧和感觉。

我曾经看过这样一篇报道,世界上只有不到5%的工作需要高智商(IQ)的人去做,其余95%的工作只需要中下等智商的人就能干好。这样说来,绝大多数工作干好干坏不完全靠智商。那还要靠什么？当然靠情商(EQ)。

我常说,情商比智商更重要！

当然,我说的是在绝大多数情况下,特殊情况除外,比如说背课文、考试。

这种说法是否靠谱,你留心观察就明白了。不知大家注意到没有,在一个单位里混得好的,要么是八面玲珑的,要么是老谋深算的,那些被认为是智商高、聪明的,却往往不受欢迎,甚至被认为是"精神病"。

还真是这样。在人群中,高智商的人只有2.5%左右,低智商的也只有2.5%左右。我查了好多资料,说法不太一样,但认可这一结果的人不少。

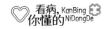

智商高就聪明,就能成为天才?当然不是。被认为是天才的还不到1%,还有说不到万分之一的。

那些没有成为天才的,有着高智商的,他们跑到哪儿去啦?可能是去了精神病院。因为,人类的创造力真的与"精神病"相关。

天才和精神病有时只在一步之遥。有的一步跨小了,就成了精神病;有的一步跨过去了,就成了天才。

以后,千万不能歧视精神病人,不能小看精神病人,应该多爱护他们、尊重他们。因为,他们中的许多人可能就是天才。

真的是这样吗?真的是,不过不是我说的,是英国心理学家菲利克斯·波斯特说的。

这位老兄用时10年,用现代精神病理学的分析方法,研究了人类近代300位著名人物,得出了这个结论。

在政治家中,占17%的人有明显的精神病特征;科学家中占18%;思想家中占26%;作曲家中占31%;画家中占37%;作家中所占的比例最高,竟高达46%。

列举几个大家熟悉的名人,看他们是不是精神有问题,如希特勒、哥白尼、卢梭、舒曼、劳伦斯……某种意义上说,这些牛人哪一个不是有点疯魔精神?

因此,波斯特说,创造性的才华和病态的心理,确实有着某种联系。天才中多有精神疯狂症,而精神疯狂症又时常能激发灵感和创造性。因此,许多高智商的人也都患有精神病。

当然,临床医生不是精神病人,如果有,也是例外。因为临床工作肯定不能算是5%的高智商工作,差不多的智商就可胜任。

说这话是找抽的感觉,似乎在贬低医生,但我真没这意思,因为我们有那么多好医生,不可能都是高智商的人。我们医生都不想"被精神病",都想当正常人,把病人看好,把生活搞好。

"感动中国"2013年度人物胡佩兰曾说过,医生是个技术活,也是个良心活。

胡佩兰老人是一位妇产科专家,退休后坚持在社区坐诊,一直工作到98岁,直到生命的尽头。

老人一句看似朴实的话,却一语中的,道出了医生的职业特点:要想当好医生,一是要学好艺,能看好病人;二是要用好心,真心待病人。

如何练成精湛的技术,当然与个人的灵气、悟性密不可分。

我曾经的一位老师,上大学时成绩很好,毕业时是特优生,很顺利地留在了附属医院,当了一名医生;因为资历很深,发表的文章也不少,在新成立科室时,当上了科室主任。

主任当上了,但我真替他难受,给学生讲课,东扯西拉,让我们不知所云,我们就偷偷给他取了个外号"糊涂先生";带教查房时,遇到稍微复杂点的病例,往往抓不住重点,一群年轻医生私下叫他"糊涂医生"。

我的这位老师智商不低,很会考试;人也很好,待人厚道,与世无争;可实在有点可怜,教了一辈子书,看了一辈子病,但犯糊涂的毛病始终没改,真是糊涂一辈子。

虽然有点大逆不道,但我还是想用一句话来评价老师:灵气不够,悟性太低。

当然,也有一些年轻医生,灵气十足,不比别人上的学多,不比别人的学历高,可看病时思路清晰,诊治准确,稍加点拨,就突飞猛进,可以说是给点阳光就灿烂。

我有一位小师弟,比我晚毕业10年,年龄也就30多岁,可找他看病是一号难求,挂不上号啊,病人都是抱着被子,半夜排队等号,太厉害了。

就有熟人找我,说帮兄弟挂个谁谁谁的号。

是谁呀？我咋不认识。

亏你还是个大记者,连谁谁谁都不认识。

有你说得那么厉害吗？

看你这人,现在当领导了,也不深入基层,是不是官僚了？

是吗？传得这么神,派个人去看看。

采访的记者回来,夸成了一朵花,太厉害,还不是一般的厉害,一个上午就看了80多个病人。

我无话可说了!

后来我一打听,还真有话可说,这位小兄弟不只是厉害,简直就是一个传奇!

小兄弟大学毕业后,没有急于考研、考博,而是选择了就业。他一边行医看病、积累经验,一边遍访名家、拜师学艺。

总之吧,小兄弟的医术进步神速,病人纷至沓来。不用评价,络绎不绝的病人就是最好的评价,因为那杆秤在病人心里。

有这么厉害的学生,母校当然自豪,人才难得,何况是我们自己培养的学生,当然得请回来,大学平台大、机遇多,更有利于他今后的发展。

可是一看简历,就有点傻眼了,本科学历,医师职称。

这位小兄弟的学历不高,职称还低!

现在的大学招聘人,一般起价就是博士;况且我们学校还是一所不错的大学,省属重点高校,招聘人才至少是博士、教授,博士往往还要名校毕业的。

既然是引进人才,就要不拘一格,本科就本科,引进来继续培养,让他读校长的硕士研究生,将来再读博士。

真的,我都感动得快落泪了,世上还是好人多啊!

千里马常有而伯乐不常有。

我为我的母校点赞! 我为我的校长点赞!

这位小兄弟是棵好苗子,有灵气、有悟性,如果假以时日,能够持之以恒,将来必成大器,可为大医。

如果说有灵气,文学家、艺术家最有灵气;如果说有悟性,史学家、哲学家最有悟性。那么,假如一名医生既有文学家、艺术家的灵气,又有史学家、哲学家的悟性,是不是就能成为好医生呢?

回答当然是 yes(是的)。

医学的核心价值

一位哥们儿去云南自驾游时,在深山的一家商店里,被商家一忽悠,就爽快地抱回来一大瓶蛇酒。

尽管隔着一层厚厚的玻璃,但仍可以清晰地看到,一条大眼镜蛇嘴衔长尾,在酒瓶里正襟危坐、寒气逼人。

不错!不错!哥们儿心里就有点激动。

这可是云南大山里的野货,肯定能强身健体、延年益寿。

哥们儿就有一种如获至宝的感觉。每日回到家里,都要小酌一杯,怡然自得。

几个月过去了,哥们儿自觉神清气爽,生龙活虎,逢人便夸蛇酒的神奇!

不知不觉中,终于酒尽瓶空。

哥们儿有点意犹未尽,又有几分好奇,就把手伸进酒瓶中,想把眼镜蛇取出来。

哦,是不是想炖蛇汤喝?那我还真不知道。

"啊!我嘞个娘哎!"

哥们儿突然一阵尖叫,一家人忙跑过来,还以为他被蛇咬了;可到跟前一看,大家哈哈大笑起来。

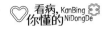

原来,哥们儿手抓的哪是真蛇,只是一条以假乱真的塑料蛇!

这就是心理作用!

心理学是一门复杂的科学,其研究涉及诸多领域,比如知觉、认知、情绪、思维、人格、行为习惯、人际关系、社会关系等。很多社会和自然科学都与心理学有关,人类心理活动其本身就与人类生存环境密不可分。

其实,人类的所有健康问题都与心理有关,精神性疾病就更不用说了,其他的疾病也或多或少与心理因素相关,有人说是90%,要让我说就是100%。

别说是病人,就是健康人,也是100%存在心理问题的!

是我在忽悠?还真不是忽悠,道理其实很简单;不过,我还是按我的逻辑来解释,把复杂的问题简单化。

不知道大家是否认可这句话:在这个世界上,谁都怕死!

如果认可,这个"怕"字本身就涉及心理问题。

如果不认可,就稍微有点复杂。因为"真不怕死的人"有两类:一是精神错乱,本身就有精神病的人,比如那些自杀轻生的;二是那些有坚定信仰的人,他们只是觉得信仰比生命更重要,但绝不是不怕死!不过,这类人也只是极少数。

没忽悠吧?

其实,不止我这样认为,许多大家也这样认为。

韩启德院士就说过,心理因素对健康至关重要,在医疗过程中需要对病人进行心理关怀,疾病的根本危害在于心灵伤痛。传统医学落后的时代,医生主要发挥心理安慰的作用;随着现代医学的发展,人们对技术的盲目乐观,拉远了医患之间的心理距离。基于此,叙事医学兴起,要求医生看病不仅要关注疾病本身,还要关注病人的心理状况、经济状况和家属状况等。

传统医学强调整体观念,推崇辨证论治,具有浓郁的人文思想,医生与病人的关系水乳交融,医患关系和谐,医生特别被社会尊重。

《妞妞:一个父亲的札记》这本书,是当代著名哲学家、作家周国平的著作。全书是以日记体的形式,记录妞妞短暂一生的各种细节。

书中的妞妞是周国平的女儿,仅仅活了 562 天便夭折。其母雨儿在怀孕 5 个月时感冒,在医院看病检查时"吃"过大量 X 射线。妞妞出生后左眼瞳孔与别的孩子不同,最终被确诊为恶性眼底肿瘤。父母给她以最细心的照料,最终还是无法留住女儿。

妞妞的眼肿瘤是否与 X 射线照射过多有关,我们谁都无法回答。我想表达的是,因为有这个痛苦的经历,周国平对生死、对医学有着更独特、更深刻的理解和思考。

周国平认为,医学有不可超越的界限,不管医学发展到怎样先进的地步,都有不能攻克的疾病,所以人总有一死。医学可以扶伤、可以治病,但不能救死。医生和病人需要形成共识,根据医学这种根本的局限性来确定医学的边界和目的:可以治的病要去治,治不了的病要改善生命质量。

简单点说,就是既要治病痛,又要治心痛。

身为哲学家的周国平,尤其关注患者本身。他说,患者的身体需要治疗,心灵更需要安慰。对一个患者来说,不管病可治还是不可治,他永远需要安慰。人生病的时候,是他最脆弱的时候,对是否受到尊重、医生的态度非常敏感。

安慰也不一定是非要医生说一些安慰的话,因为患者能潜意识地感受到医生对他是否有同情心,是否尊重他。当一个人受到病痛折磨时,在医院还得不到尊重,他的心情会沮丧到极点,他更会觉得世界是丑恶的,人生是可悲的;如果受到善待,他对世界和人生都会有信心。

周国平所说的尊重、安慰,就是我们平常说的人文关怀。

威廉·奥斯勒说,行医,是一种以科学为基础的艺术。它是一种专

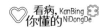

业,而非一种交易;它是一种使命,而非一种行业,从本质来讲是一种使命、一种社会使命、一种人性和情感的表达。

病人不仅需要治疗,还需要人文关怀;医生不仅要有精湛的医术,还必须具有人文精神。

其实,医学与人文科学有许多相似之处,是你中有我、我中有你的关系,是密不可分的。

那么,医学与人文科学的相似之处在哪儿呢?

一是这两门科学的研究对象、探究的主体相似。医学的研究对象是人,包括了人的生理、心理、精神等;人文科学研究的对象也是人,包括了人的精神、文化、心理等。

二是这两门科学从业者所需的职业素养相似。研究这两门科学都需要灵气和积累,灵气是前提。医学的积累就是经验,许多人认可医学就是一门经验科学;人文科学亦如此,没有充分的积累,再好的灵感也得不到升华。

三是这两门科学研究结果的评判标准相似。一般的自然科学都有唯一结论,非对即错,而医学和人文科学则不同。同一病人,找不同的医生看病,治疗方法可能不同,但往往没有对错之分,只有水平高低不同。人文科学也如此,判断文学、艺术作品,是见仁见智;评判历史、哲学观点,往往难辨对错。

医学的目的是实现人的生理健康和心理健康。生理健康需要预防治疗,生理健康需要人文关怀;如果说预防和治疗是医学的手段和方法,那么人文精神就是医学的价值核心。

人文精神就是要以人为本,尊重人性、尊重生命。

在医学的海洋里徜徉过后,我们又回到了起点,回到了开篇的提问:医学是什么?

刚才，我一直在试图回答这一问题，但似乎又没有回答清楚，还是用专家的话来回答吧。什么，你不是说专家怎么怎么吗？对了，他不是专家，是大家。

郎景和，北京协和医院妇产科名誉主任，教授，中华医学会妇产科学分会主任委员。因为头衔太多，不一一列举，只说一个最响亮的名号——中国工程院院士。

不用赘言，能够晋升院士，郎景和当然是名医大家。

关于医学，我就用郎院士的几句话来概括吧：

医学是自然科学、社会科学、人文科学相结合的综合科学。人文修养方面包括许多，而且需要积累，要学点文学、艺术、历史、哲学。

真善美是做人的追求，更是一个医生的义务，文学的情感、艺术的美感、音乐的梦幻、书画的神韵，常常会给医生疲惫的头脑及枯燥的生活带来清醒和灵性。

智慧是升华出来的东西。你是一个很好的手术者，你也可能是一个手术匠人，缺乏其中的智慧。但是如果你能从中升华出来智慧，那就是大家。

做医生，要做到"通天理、近人情、达国法"。

通天理，就是要掌握自然规律，以及疾病的发生、发展过程。

近人情，就是要了解并知晓人的思想、意识、情感、意愿。

达国法，就是要符合诊治原则、规范，以及技术路线、方法技巧，也要包括有关政策、法律法规。

说得真好，大家就是大家！

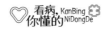

第二章

知彼还要知"彼"

"知己知彼,百战不殆。"

这句话出自《孙子兵法》,作者是春秋末期的孙武,我国古代伟大的军事家,也是世界著名的军事理论家。

这句话是《孙子兵法》最光辉的军事思想,不仅广泛应用在军事上,对政治、经济等活动也有深刻的指导意义。

这句话中的"彼"是指对手,是指敌人。这句话的意思是:如果对敌我双方的情况都能了解透彻,打多少次仗都不会失败。

那么,对医生来说,医生的"彼"是谁呢?当然是疾病。医生把病情摸透了,就能对症下药,有效解除患者的病痛。

这样看来,疾病是医生的对手,也是医生的敌人!当然,疾病也一定是病人的对手,病人的敌人。

可是,现在的问题变得奇怪而又复杂,医生把越来越多的病治好了,医生和病人却成了对手,甚至敌人。

这太可怕了!太不应该了!

医生是在用医术、仁心对付疾病,病人是在用身体、精神战胜疾病。医生、病人的共同敌人是疾病,医生和病人是同一战壕的战友,是志同道合的朋友。

既然是战友,是朋友,那为什么有时反而变成了"对手",战友反水、朋友反目呢?

缺少沟通,缺少了解,缺少理解,缺少信任,我们的战友、朋友互不知"彼"了!

如此一来,对医生来说,不只要知己,还要知"彼"——不仅要"知"疾病,还要"知"病人、"知"病人亲属。只有这样,才能所向无敌,百战不殆。

一、我是来看病的

病人到医院就医,首先想的是什么?

当然是看好病,把病看好。

这一点毋庸置疑。但是——

有时候,医生还真不能把病看好,怎么办?

有时候,有的病根本就不可能看好,怎么办?

有时候,医生是真的很难!

是医生就想把病看好

在急诊科,我们不时会见到这样的场景:病人在担架上奄奄一息,病人的家属在一旁焦灼万分。如果躺着的病人是孩子,围着的是父母时,一群人的表现就更不冷静。

可怜天下父母心。说实在的,从心情上的确可以理解,眼看着孩子痛苦不堪,甚至可能危及生命,做父母的当然不可能无动于衷,再淡定的

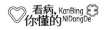

人恐怕也难以淡定。

医生，求求你们了，救救孩子！

请你们找最好的医生，用最好的药，花多少钱都行！

在这里，我们来分析一下病人家属的心理：

一是心情特别焦急。医生啊，孩子病情都这么重，您还不快点抢救，一秒也不能耽误啊！你们要是救了孩子的命，就是孩子的救命恩人，就是孩子的再生父母，让我们付出什么代价都行。

二是找最好的医生。孩子的病多重啊，一般的医生可不行，医院不是有那么多好医生吗？给我们找好的，找最好的。

三是用最好的药。孩子多痛苦啊，快点用药吧，要用好药，用那种能药到病除的，用进口的，用最贵的。

四是不惜花钱。钱是什么？钱什么都不是。我们挣钱都是为了孩子，现在孩子快没了，还要钱干什么？只要能救孩子的命，花多少钱都在所不惜，哪怕我们倾家荡产。

知道了病人家属的心理，医生就知道该怎么做了：

在病人和家属焦灼的时候，我们医生一方面要镇静，一方面又要显得紧迫，让他们感受到医生对病人的重视，不能让他们有这样的感觉——医生似乎若无其事，有点漠视生命。

我们医生还要告诉病人和家属，无论是用药还是采取其他治疗手段，没有好坏之分，没有贵贱之分，所谓黄金有价药无价，关键是要对症治疗，合适的就是最好的。

要与患者和家属保持充分沟通——我们医生团队是有经验的团队，是负责任的团队，一定会尽最大努力挽救病人的生命。同时，也要让家属明白，医学是有局限性的，医学不能包治百病，任何治疗手段都是有风险的。

那么，问题来了，刚才病人家属说的是自己的真实想法吗？

当然是!

刚才患者家属不是说得很好吗?

说得很好!

但是,刚才是这样说的,现在不一定这么说,将来就更不一定这么说,说不定还会反问:我是这么说的吗? 我可能这么说吗?

你! 你! 你! 这不是无赖吗? 有点像黑社会。

其实,还真不是这样,至少不全是这样。

人在危急关头,只有一个念头,保命!

金钱很诱人,美色很诱惑,荣誉很重要,但与生命相比,三者皆可抛!

"5·12"汶川大地震,我作为记者奔赴灾区,耳闻目睹了许许多多的人和事。

那些参与抗震救灾的人,看到高楼大厦变成一片废墟,看到鲜活的生命变成冰冷的遗体,很多人都在思考,名和利是什么? 在自然灾害面前,人类是多么渺小,生命是多么脆弱。名和利什么都不是,活着就好!

抗震救灾归来,回到温暖的家里,夫妻俩相拥而泣,之前的恩恩怨怨,都是过眼红尘,以后我们要相敬如宾,举案齐眉,相爱一辈子。

激情过后,一切归于平静,夫妻俩奏起了锅碗瓢盆交响曲,天天面对的是柴米油盐酱醋茶,该吵的还得吵,该骂的还得骂:我真是瞎了眼,怎么看上你这个鳖孙!

抗震救灾归来,回到工作岗位上,兄弟们紧紧拥抱,之前的明争暗斗,都是过眼云烟,以后我们要兄弟同心,其利断金,携手向前奔。

寒暄之后,一切都步入常轨,面对工作中的得与失,职称的晋升,薪金的涨落,职务的升迁,该争的还是要争,该抢的还是要抢,有的甚至是无所不用其极。

这就是人性,这就是现实,这就是所谓的此一时彼一时。

病人首先想的是看好病,病看好了,病人高兴,医生也高兴,所以医

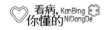

生当然都想把病人的病看好,绝对不想当所谓的"杀人医生"。

不过,我们不时在电视、电影中能看到"杀人医生"。负责任地讲,那只是影视文学中的医生,绝对不会是现实中的医生。如果现实中有这样的医生,那一定是脑残,是自己作死!

金庸先生笔下的医生众多,但最为怪谲的当数《笑傲江湖》中的平一指,江湖人称"杀人名医"。在他的医所中,挂着一幅大中堂:"医一人,杀一人。杀一人,医一人。医人杀人一样多,蚀本生意决不做。"

平一指杀人医人,俱只一指。要杀人,点人一指便死了,武功深厚;要医人,也只用一根手指搭脉,妙手回春。也就是说医人、杀人"凭"一指足矣。

不知金庸先生是如何想的。我的理解是,平一指既是医生,又是武林高手,他医人用的是医术,杀人用的是武术。如此一来,就不存在什么医生杀人的问题了。

不过,说医生杀人的,的确不在少数,有的甚至是牛人,比如说钱锺书先生,他就说医生是屠夫的一种,做着杀生的事。

其实,我们误解了钱锺书。

钱锺书在读《伊索寓言》时,看到这样一个故事:

驴在牧场上吃草,看见狼向它冲过来。都说驴笨,但这时的驴一点也不笨,还能急中生智,装出瘸腿的样子。

狼来到跟前,问驴,你老兄也太不把我当回事了,也不知道逃跑,让我再追上你,显示一下我的威风。

驴就说,兄弟,你没见我腿瘸了,跑不动。

是怎么瘸的呀?

过篱笆的时候,被刺扎了腿。

驴就继续忽悠狼,你得先把我腿上的刺拔出来,然后再吃我,免得吃的时候卡住喉咙,那可危险了。

狼信以为真,心里在想,死到临头还在替别人着想,真是一头笨驴!

于是,狼便把驴腿抬起来,把头凑上去,左看看右看看,聚精会神地看,刺在哪儿呢?

驴瞅准机会,发挥自己的强项,突然用蹄子对准狼的嘴,狠狠一踢。狼满嘴是血,遍地找牙。

狼吃了苦头,感触颇深地说,我真是活该! 老天派我做送命的屠夫,何苦做这治病的医生呢!

看完这则寓言,钱锺书感慨地说,医生其实就是屠夫的一种,看来治人与杀人之间也没有绝对的界限。

钱锺书是就事论事,此处说的医生所指为狼,狼在故事中为驴治"病",充当的是驴医生的角色,根本不是治病救人的医生。如果离开背景来讨论这句话,就真冤枉钱老了。

病人匆匆忙忙、气喘吁吁、满怀希望、充满期待地跑到医院,当然不是找死的,也不是看热闹的,是来看病的! 医生呀,我还年轻,还不想死,您得救救我,把我的病看好!

医生的职责是治病救人,当然不是杀人。从内心来说,医生都想把病看好,积累了临床经验,医术提升了,赢得了病人的信任,声誉提高了,技术有了,口碑有了,德艺双馨,就有更多机会晋级晋职,甚至被破格晋升提拔,名利双收。

病人有强烈的需求,医生还有这么多好处,医生能不想着把病看好吗?

治疗只是无奈之举

抗生素和疫苗的发明,是现代医学标志性的事件,也是现代医学对人类最大的两项贡献。抗生素有效控制了感染性疾病,特别是遏制了一些传染病的蔓延,挽救了无数人的生命。

历史上,结核病曾在全世界范围内广为流行。在我国古代,结核病被称为痨病,有着"十痨九死"的说法,一旦染上痨病,就等于判了死刑,可见有多么恐怖!

《红楼梦》中的林黛玉,"两弯似蹙非蹙笼烟眉,一双似喜非喜含情目。态生两靥之愁,娇袭一身之病。泪光点点,娇喘微微。闲静时如姣花照水,行动处似弱柳扶风。心较比干多一窍,病若西子胜三分"。

林黛玉的美是脱俗之美、智慧之美、清高之美,但黛玉又弱不禁风、多愁善感,这正是结核病易感人群的特质。

"试看春残花渐落,便是红颜老死时。一朝春尽红颜老,花落人亡两不知!"林黛玉本是天外飞仙,在《葬花吟》中就预言了自己凄美的人生。

在贾宝玉、薛宝钗大婚的欢快乐声中,因肺痨不治,绝色佳丽、痴情才女林黛玉香消玉殒,花落人亡,终年 17 岁。

林黛玉患的是肺痨,就是肺结核,在那个无药可治的年代,尽管身处大观园,也难逃"香魂一缕随风散,愁绪三更入梦遥"的命运。

鲁迅先生笔下的华小栓,也患有肺结核,不同于黛玉妹妹的是,他还用上了"祖传偏方",吃了人血馒头:"包好,包好! 这样的趁热吃下。这样的人血馒头,什么痨病都包好!"

可惜,吃了用革命烈士夏瑜鲜血浸泡过的馒头,华小栓仍没能挺过来。

林黛玉、华小栓只是文学作品中的人物,古今中外许多名人也感染上肺结核,肖邦、雪莱、契诃夫、鲁迅、萧红、林徽因等,纵然才华横溢,也难免天妒英才,英年早逝,留下千古遗憾。

如今,结核病早已不是什么不治之症,而是防有措施、治有办法。这一切,得益于抗生素链霉素的发明,让"十痨九死"的凄凉成为历史。

然而,20 世纪 90 年代以来,结核病死灰复燃了! 1993 年 4 月,世界卫生组织宣布全球处于结核病暴发紧急状态。

据世界卫生组织公布的数据,近年来,全球每年新增 920 万个结核病例,每年约有 170 万人死于结核病。

这又是为什么呢?

结核病卷土重来原因有三:一是耐多药结核病患者增多,结核杆菌适应了抗结核药物使本来有效的药物变得无效;二是结核病与艾滋病相互作用,让一些艾滋病病人雪上加霜,感染上结核病,治疗的希望更加渺茫;三是防治资金不足,"巧妇难为无米之炊"。

尽管有了抗生素,但它毕竟是患病后的治疗,属于亡羊补牢,也是无奈之举。如果能让人不得传染病,也就不用治疗,岂不更好!

疫苗的发明,就让不得病的梦想成为可能,也可以说是打开了传染病预防的大门,成为现代医学的另一个标志性事件,甚至可以说是改变了医学,改变了历史。

在 20 世纪初乃至以前,威胁人类健康的最主要的疾病不是心脑血管病、恶性肿瘤,而是急性和慢性传染病。诸如天花、鼠疫、霍乱等传染病,一旦暴发流行,那便是尸横遍野,惨不忍睹。

真不是吓唬人!因为传染病,美洲原住民就差点被灭绝了种族!

1492 年 10 月 12 日,哥伦布登陆美洲,发现新大陆,宣告了一个新时代的诞生。

今天,在我们还在津津乐道哥伦布,称赞他是大英雄、探险家时,许多人不知道,哥伦布在带给美洲大陆新的文明时,还送去了血腥的屠戮、残酷的奴役、无情的瘟疫。

当哥伦布返回西班牙时,国王和王后以最高的礼仪迎接他,并在王宫内设宴招待。哥伦布变成了闻名西班牙乃至世界的大英雄!

在殖民者的眼里,哥伦布当然是大英雄、探险家;但换个角度看,哥伦布却是一个杀人恶魔、亡命之徒!

历史永远是成王败寇。

当殖民者仍在歌唱他们输送给美洲大陆文明时，他们给原住民带去的是灭绝种族的灾难。在殖民者到达美洲后的一个世纪，当地人口减少了95%，从1亿减少到500万，有人甚至说减少到十几万人。

太恐怖了！

有历史学家称之为"人类史上最大的屠杀"！这种人类历史上空前的种族灭绝，其规模远远超过了杀人狂魔希特勒屠杀600万犹太人的暴行。

那么，导致美洲印第安人濒临灭绝的主要原因是什么呢？

大家公认的有三个原因：一是殖民战争，西班牙、葡萄牙、英国、法国、荷兰等国发动了殖民征服战争的屠杀；二是残暴奴役，美洲金银产地被发现后，许多印第安人死于矿井下，在被奴役过程中折磨致死；三是瘟疫肆虐，欧洲人带来瘟疫，甚至是恶意传播，造成了瘟疫的暴发流行。

1507年前后，天花开始在美洲大地肆虐。新大陆的印第安人已同旧大陆的人类隔绝了上万年，对天花、麻疹、白喉、伤寒、腮腺炎、流行性感冒等疾病缺乏免疫机能，也缺乏防疫知识，很快就成群结队地倒下。

如果按常理，这招肯定不行！这是杀人一万自损八千的招数，难道他们自己就不怕感染吗？

殖民者们正因为如此，才说他们是恶魔！他们是真不怕。这些欧洲殖民者对天花的免疫力比较强，又懂得相关的防疫知识，掌握了一些防控的办法，所以他们中死于天花的人很少。

在这一问题上，历史上有过争论，一些人不承认发动了生物战：天花是欧洲人带过去的不假，可那是无意的。

现在看来，这些已不重要了，我想说的是，传染病有多么厉害！

当天花等传染病在新大陆肆虐时,东方的文明古国也没能幸免。

实际上,明清时期的天花肆虐,曾造成大量人死亡,甚至对清初的施政也产生了严重影响。据《清宫档案揭秘》记载,清朝入关后 10 位皇帝中,顺治、同治直接死于天花,康熙与咸丰虽然侥幸从天花的魔爪下捡回性命,脸上却留下了麻子,成了"麻子皇帝"。

清军入关那年,顺治皇帝 7 岁。这位出生于关外、6 岁登基的幼帝,自小已见众多皇族亲友被天花夺去性命,然而他一直未曾出痘,入关后又必须居住于天花流行的北京,于是,他的一生不得不处于高度戒备中。

可惜的是,顺治最终未能幸免于难。

1660 年,24 岁的顺治感染了天花。

顺治染上天花后,自知不起,命令他的亲信大臣拟遗诏。1661 年正月初七,顺治诏令大赦天下。半夜时分,终生避痘的顺治因为天花而病逝。而他在临终前,就选定了自己的继承人。

在考虑继承人的时候,顺治比较喜欢次子福全,想立为储君,而孝庄皇太后则坚持立第三子玄烨。立福全还是立玄烨?病中的顺治决定派人去征询他一向敬重的德国传教士汤若望的意见。结果,汤若望力主立玄烨为储君,理由很简单,玄烨在不到两岁时出过天花。

于是,顺治留下遗命,立不足 8 岁的爱新觉罗·玄烨继承皇位。他就是清朝第一位"麻子皇帝"康熙。

天花究竟杀死了多少中国人,至今没有确切统计。但是,从世界范围来说,医学史上有一个统计是 1.5 亿人。

今天,人类已经彻底消灭了天花。这得益于 18 世纪后发现的牛痘疫苗。从那时起,曾经严重威胁人类健康的天花不再肆虐,直至销声匿迹。

不只是天花,许多传染病都因为疫苗的发明得到有效控制。目前,常规预防接种就能预防的疾病包括乙型肝炎、白喉、百日咳、破伤风、小

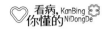

儿麻痹症等。对于特殊地区或特殊情况还可以进行狂犬病、伤寒、黄热病等疾病的预防接种。

现在,这些传染病似乎不那么可怕了,因为有了疫苗。

如果没有疫苗预防,许多传染病,仅靠治疗根本治不好。治疗只是无奈之举,有时也解决不了根本问题。

永远战胜不了的疾病

但有时,我们还是很害怕。怕什么? 怕遇到了假疫苗。

狗是真的,人是真的,狗咬人也是真的,但注射的疫苗却是假的。注射了假疫苗,说不定人就"疯"了,患上狂犬病,症状像条"疯狗",死亡率几乎是100%。你说害怕不害怕?

有人说,这些造假疫苗的就是疯子,还疯得不轻,干脆让疯狗咬一下,再给他们注射自己生产的疫苗,让他们疯狂至死!

虽是气话,但话糙理不糙。

真疫苗不仅能预防许多传染病,还可以预防难治,甚至不治的疾病。

对于医生来说,目的只有一个——把病看好。

我相信,这是所有医生的想法和希望。

想法归想法,希望归希望,关键是许多病根本就看不好。

这个大家能够理解。但我要问,许多是多少呢?

说出来,没有学过医的可能会瞪圆眼睛、张大嘴巴,大吃一惊,这可能吗? 不理解! 真的不理解!

那我们就先说能看好的病吧:

阑尾炎——重则手术摘除,轻则保守治疗,用抗生素消除炎症;但比较容易复发,如果反复发作还得手术,术后一般能一劳永逸。

拔牙——牙痛不是病,痛起来真要命。保守治疗无效,那就拔掉吧,痛是不痛了,但得补牙,总归是假的。

跌打损伤——如果是皮外伤,擦点碘伏,只要不感染,自己就长好了;如果伤口大点,就要缝上几针,会留个小伤疤;如果伤筋动骨,那就麻烦大了,伤筋动骨一百天,治疗及时有效,一般不会留下后遗症。

这些病相对好治疗,哪些疾病是不好治的、治不好的呢?

癌症治不了吧? 类风湿治不好吧? 关节增生不好治吧? 慢性病难除根吧?

这样说吧,能够完全治愈的疾病还真不好找。失眠、抑郁症、脱发等,这些特别常见的疾病,仔细想想,好像也不见得能治好。

对了,更常见的感冒总能治好吧? 其实,感冒也治不好,是真正的"不治之症",感冒病毒大概在 7 天后自灭。我们接受诊治,仅仅是缓解感冒引发的其他症状而已。

秦伯益院士说,人类永远战胜不了疾病!

秦伯益是谁? 他是我国著名的药理学家,长期从事神经性毒剂预防药物的研究,成果很多,但具体成果我不全知道,因为许多没有解密。以我看来,这些研究多与军事有关,涉及军事机密。

说到医学的局限性,秦伯益院士说,医学的局限性是绝对的,人类未必能消灭疾病,而疾病也永远消灭不了人类,这就决定了斗争永远不会完结,除非整个地球上的生命都灭绝了。不只是疑难杂症没有办法解决,即便一些治愈了的疾病,也会出现反复,还可以回潮,比如现在说的结核病、疟疾、肝炎、性病等,全在大幅度回潮。

秦伯益院士的意思是说,人类永远消灭不了疾病;即使消灭了的疾病,也可能死灰复燃!

有人说,目前西医体系里各种疾病 90% 都是病因不明的,大多数的解释都只是一种理论的自圆其说,所以无法从根源上来阻止疾病的发生和发展，医生能做的也就是对症治疗，或者调动病人自身的免疫力。

我没有找到确切的数据，无法证明这个90%的数字是否靠谱。但有一点，病因不明的疾病占比肯定很高，是不是高达90%，甚至99%，还真不好说。

言外之意，只有10%，甚至是1%的疾病找到了病因。

那么，找到了病因就可以治愈吗？还真不是这样的。在这10%或者1%的疾病中，还有许多疾病无药可用，无药可治。比如艾滋病，我们发现了艾滋病病毒，却没有发明一种特效药，能够完全杀灭这种病毒，让病人痊愈。

既然那么多病不好治，甚至治不好，那么医生就更应该用心地去治病，尽力去治病，力争让病人痊愈；哪怕治不好，也尽可能延长病人的生命，让病人活得有质量、有尊严。

这是病人的心愿，也是医生的职业责任所在。

二、能不能少花点钱

人一旦患病，特别是有些病重的人，住进了医院，都盼望着能早点好起来，能够早日康复、早日出院。可以肯定地说，绝大多数人都是这么想的。

正在生病期间的人，如果如愿以偿，病情很快得到控制，甚至即将痊愈，这时的病人又开始想什么呢？

花钱越少越好

人就是这么奇怪,生病的前期和后期,花钱的想法不太一样;生病的初期和痊愈后,想法就更不一样了。

还有,不同的人,在这个问题上,想法也大不一样。

有些什么都想得开的,有些财大气粗的,有些很要面子的,看了看医院的一日清单,摇摇头,笑笑说,花的钱还真不少。他们也就发个小牢骚,过去就过去了,该干吗干吗去了。

那有没有说花钱不多的呢? 当然有。咦,花的还真不多,捡回了这条命,这钱花得值! 不过,这样想的人少之又少。

那么,当病情稳定,甚至痊愈,大多数人想的是什么呢?

怎么花了这么多钱! 都在说看病贵,看来是真贵,看病真的是看不起了。

这还是好的,更难听的是:花了这么多钱,医生简直是抢钱,真是黑心医院、虎狼医生!

病人的心理听起来有点意思:既要把病看好,又要少花点钱,最好不花钱!

其实,病人这么想也可以理解。如果我是病人,可能也会这么想,因为我只是一个普通人,绝大多数普通人都会这么想。

人性向来如此。就像所有的消费一样,我们在享受服务时,都希望服务效果是最好最好的,花钱又要是最少最少的。

人在生病初期,好多症状是发烧、疼痛、无力等等,总之很难受,有的是非常难受,甚至是生不如死,于是就希望病快点好起来,几乎不考虑花费等问题了;等症状明显减轻,不那么痛苦了,就开始琢磨花费了。

这 CT(计算机层析成像)怎么这么贵? 不就是那么一扫描嘛,就收费几百块,这是暴利啊!

还有这推拿费,一次就收好几十元,就跟捡钱一样,当医生是真赚钱啊!

我儿子是在这家医院出生的,花了两千多元;现在孙子(在这儿)出生变成了七八千元,这住院费也涨得太快了点吧!

看病真的有点贵

买房子时嫌房贵,看病时说看病贵,反正只要掏钱,买什么都贵,只要少花钱就好,不花钱更好。可天下没有免费的午餐。

有个故事是这样的。

一位土豪的女人不小心跌了个跟头,折断了一根股骨。富翁特别焦急,就找到了城里最好的骨科医生。

医生说,需要手术。

于是,医生就为病人接骨,只用了一个长长的螺丝钉;要不怎么是名医呢,拧上一个螺丝钉就搞定!

手术很成功。医生向土豪收费5000美元。

5000美元!就一个螺丝钉?

土豪是有钱,但仍不高兴,医生赚钱也太容易了吧。

钱是支付了,但心里别扭啊!

回到家,土豪就写了一封信给医生,要求列出收费明细账。

很快,土豪便收到了医生寄来的账单:1根螺丝钉,1美元;知道怎样放进去,4999美元。总计5000美元。

土豪无话可说了。

那么,看病到底贵不贵呢?

这回答有点难,是找骂的问题。说不贵,老百姓骂我;说确实贵,医生骂我。

那怎么说呢？要看从谁的角度看，要看跟什么时候比，跟谁比。

先说病人，肯定是觉得看病贵；即使再降价，也不会说看病便宜，更何况不可能降价；即使说降价，最后总体花费还是涨了，只是涨多少的问题。这是一定的，这是经过多少次实践检验的。

这样说吧，要想医药费整体降低，除非国家拿钱兜底；否则，天王老子也无计可施！再说明白点就是——涨是绝对的，不涨是相对的。

任玉岭教授大家知道吧，经济学家，曾担任全国政协常委、国务院参事。在任职期间，他提出的建言之多、影响之大，被媒体称为"任玉岭现象"。

这样可能有人会说，在单位里，许多领导都特讨厌提建议的人。我想这肯定有误会，其实，领导是喜欢有人提建议、出主意的。所谓建议应该是建设性意见，如果你胡乱提建议、尽出馊主意，领导当然不高兴。

任玉岭教授"是以其能以坦诚建言，发群众之所欲发，言他人所未敢言"，提了那么多意见，往往是一针见血，不但没被打压，而且被委以重任，这说明他的建议是有价值的，是建设性的。

就是任玉岭———一位喜欢提建议的教授，他讲了这样一个故事，还是他亲身经历的事。

2001 年，任玉岭在成都工作。一天，他的夫人感冒了，就去看医生。

不用说，这么大的一位专家的夫人看病，当然要去大医院，还要找熟人、找专家。就这样去了医院，找到了专家，专家用了不到 5 分钟，就开出了一张处方。

到收费处一划价，乖乖，830 元！

任教授大吃一惊！一个感冒，就要花去夫人月工资的三分之一还多，看病是真如传说的有点贵！

在这里，我再补充一下，任教授的夫人是副厅级干部，比县长的官还

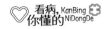

大,那时的月工资是 2000 多元。

贵是贵点,但健康重要啊!任教授就准备去帮夫人交费、取药,结果被夫人拒绝了。尽管是公费医疗可以报销,但夫人依然觉得药费太高,钱不该这样花!

后来,他们在医院门口的小药店,买了点维 C 银翘片和板蓝根,只用了十几元钱。

第三天,夫人的病好了。

后来,任教授在与专家们讨论看病贵的问题时,谈到了这件事。没想到,在场的两位院士竟然也有同感,他们曾经去医院看感冒,分别花去了 710 元和 730 元,也是找了专家,找了熟人。

找熟人也没用?一般还真没用!

这不是我说的,是一位老卫生厅厅长说的。

有这么一次卫生厅的会议,我就在现场,所以真实性绝对没问题。在讨论药占比的问题时,在座的一些处长也在抱怨,自己的熟人到医院看病,可用可不用的药照样用了,连"自家人"也不放过。

看起来,管医院的人也觉得医院有些问题,觉得看病有点贵。

这时,卫生厅厅长说话了:确实太不像话了!别说你们,连我介绍的熟人,也都是该怎么办就怎么办!

言外之意很明白,现在的医院有点六亲不认,你们处长不好使,我这个厅长照样不好使!

看起来有点无奈,是不是咱们的医生不拿豆包当干粮,不把厅长当领导?是不是这个厅长弱势?

其实,恰恰相反,在我经历的几任厅长中,这位厅长是最强势的。

那么,是我们的卫生健康行政部门不尽职尽责,不作为?

也不是。

其中的原因很复杂,在此按且不表。这样说吧,这种情况已经是积重难返,形成了习惯!

总之,不管我们承认不承认,在病人的眼里,看病就是贵!

再说医生吧,在他们的眼里,自然感觉看病不贵。不过,医生这个群体中,毕竟大都也很有良心,所以一般认为看病也没那么便宜,这一点跟病人看法差距不大。不过,他们总体认为看病不太贵;否则,他们也不会抱怨收入太低,付出与回报不成正比。

这就是角度问题。

有这样的统计数据,全国平均住院医疗费报销比例超过了50%。如果花费1万元,能报销5000多元,也就是说,少花了5000多元。表面看真不少了;但反过来说,病人还是自掏了4000多元,这个数字也不少,对有些人来说,是真的不少!

在计划经济时代,城市居民有公费医疗,农村有合作医疗,国家花钱不多,老百姓看病也不怎么花钱,是小财政办大卫生,我国的医疗系统一度被世界卫生组织称为世界医疗保障制度的典范,被许多第三世界国家效仿,很牛!

这种制度如果用一句话概括,就是低成本、广覆盖。花钱很少,每个人都有基本的医疗保障,并且很公平,领导和群众享受的医疗保障水平差距不大,所以老百姓也就没那么大的意见。

记得很小的时候,"赤脚医生"戴着草帽,背着药箱,一到村里,有病没病的人都围上去,有病看病,没病看稀奇。大多数时候看病不收费,如果收费,也是两分、五分的,超过一角钱的好像就没见过。

邻居家大哥有商品粮户口,在公社里当干部,当时觉得官很大,现在看来就是镇政府一个办事员之类的角色。

大哥有胃痛的毛病,常常坐在家门口支起的小桌旁,吃饭前拿出几瓶药,倒出几粒,用开水服下,然后倒一杯酒,自斟自饮,怡然自得。

在我老家,晚餐特别受重视,尤其是夏天。因为白天忙,要下地干活,只有到晚上,收工回家,时间从容些,才会多做两道菜。人们喜欢把饭桌搬到家门口,因为屋外比家里凉快,一家人围着饭桌吃饭,虽筋骨劳累,却其乐融融。

当时,我特别羡慕大哥,当然不是羡慕他吃药,而是觉得大哥是大官,吃的药肯定特别高级,不像我母亲吃的药,是"赤脚医生"用纸包的。

我母亲的胃也有毛病,估计那时候缺吃少穿,胃病都是吃不饱饭饿出来的,因此很多农村人都有这毛病。

有时,我们两家都在自家门口吃饭,说到胃痛时,大哥偶尔会拿出自己的药,慷慨地从药瓶中倒出几粒,让我母亲吃。每次吃药后,母亲都感觉特别好。现在看来,也不一定是药的治疗效果,很大程度上是心理因素在起作用。

这件事,让当时的我萌生了两种想法:一是从心底里很感谢大哥,能把这么"高级"的药让我母亲吃;二是觉得吃商品粮真好,端的是铁饭碗,吃的是"高级"药,一定要好好读书,将来考上大学,也吃商品粮,享受公费医疗。

医院发展有点快

那么为什么现在大家都感觉看病贵了呢?不用争论,是市场化的结果。

那些年,几乎什么都市场化,医疗、教育也不例外,凭什么个人看病费用要国家包?病是你自己得的,身体是你自己的,你看病你不出钱谁出钱?

医院建设也如此,基础设施建设、添置医疗设备等等都需要钱,简直是个无底洞,我们是以经济建设为中心,要的是 GDP(国内生产总值)的增长,医院的同志们好自为之吧,自己想办法吧,政府没钱投入,自己去挣钱吧。

对了,你们还是公立医院,一定要坚持公益性,也不能钻到钱眼里,光想着挣钱,那是绝对不行的,要坚持社会效益第一,社会效益与经济效益相结合,把医院发展好!

明白,明白,我们完全明白!坚持公益性,坚持社会效益第一,当然也得有点经济效益,也要适当挣钱,是吧?不然医院要盖房,要买设备,要养活那么多人,哪里来这么多钱啊!

于是,医院院长们"八仙过海,各显神通",都在想方设法挣钱,发展医院。院长见面,第一句不是问"吃饭没",而是问"你们那儿去年收入多少啊?"

增加了点,增加了40%多一点,不多不多!

哎呀,不错不错,我们这儿不行,才20%多一点,得好好向你学习!

去年有点特殊,新病房楼投入使用了,所以就增长得快点。

唉,我们这儿资金紧张点,新病房楼估计近期能使用了,今年应该会好些。

何止好些,今年你们的收入肯定会超过我们,恭喜恭喜!

可能有人会认为我胡编,其实真的是这样的。但我认为院长们没错。他是院长,只能这么做,没有其他的选择。

是不是医疗市场化就是洪水猛兽,一无是处?也不是!

20世纪90年代,某卫生厅厅长一直有块心病:在北京、上海的大医院的心血管病区,做心脏搭桥手术、放心脏支架的,来自本省的病人超过了三分之一。

那是为什么呢?当然是技不如人。

当时,在这个省,还没有一个医生能独立放置心脏支架,也没有一个医生能独立开展冠状动脉搭桥手术。

老厅长羞愧啊!难道我们就真的不行吗?

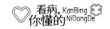

老厅长心疼啊！病人舍近求远去北京、上海看病，要多花多少钱，要多跑多少路啊！

我这当卫生厅厅长的，如果在任期内不能有所作为，不能改变现状，就是失职啊！

也就是从那时候起，该省的医院开始了技术的追赶，选拔好苗子，把他们派到国外学，要学就学一流的，很快，该省的医院就能够独立开展心脏介入、冠脉搭桥等手术。

医学技术进步了，就医环境也得到了改善，下一步就是盖房子、买设备。省人民医院的一栋新病房楼即将投入使用，高不到20层，建筑面积3万平方米，在全国都引起了轰动，太牛了。

这么大的一件事，当然要好好宣传了，报社领导决定派"高手"去写。于是就去采访，就去写稿子。

在采访大领导时，报社领导一再交代，这是国内最好的病房楼，也是世界一流的，好好写，写出好稿，写出省委、省政府的高度重视，写出行业主管部门的高瞻远瞩，写出病房楼的先进性，写出建设者的无私奉献。

这稿子写起来其实不难，反正说好就行，说得越大越好，说得越美越好，推得越高越好。对了，还得有一个好的题目。一个标题跃然纸上：跨世纪的丰碑。

领导拿起稿子一看，眼睛都亮了，连声说道，好！好！好！就是这个意思，就是一座丰碑！小伙子，干得不赖。

反正这么多年一直在盖楼，如果到各个县城看看，最好的楼、最高的楼、最气派的楼基本上都在医院。病床也是急剧扩张，以前县级医院也就二三百张床位，省级医院1000多张；现在是多少？许多县医院都上千张了，省级医院几千张，甚至有超过1万张的，成了世界上最大的医院。

设备就更不用说了，县级医院该有的大型设备几乎都有了；省一级的医院，据说只要是一出新设备，不管价格多高，基本都配上了，绝对在世界上是一流的。

买了这么多设备,盖了这么多楼,当然得花钱。政府出了多少?可能零头都不到。那其余的大头谁出的?是医院出的。

医院有那么多钱吗?有当然好,没有就先借,然后想方设法挣钱还债。

有条件上,没条件创造条件也要上!

20多年前,我大学毕业后当记者,一直在医疗圈里混,对医院称得上很是了解。那个时候,一般的县级医院年收入大都在几百万元,多的才上千万,而现在呢,一般在两亿左右,据说还有超过10亿的。那时,省级医院一般在几千万元,很少有突破亿元的,现在省级医院年收入都在几十亿,多的高达100多亿。

乖乖,医院挣这么多钱从哪儿来?当然是从病人身上来的,这看病不贵才怪呢!

不过,话又说回来,这技术好了,环境好了,最终受益的还是病人。从这个角度说,医疗市场化的结果也让病人受益了,医院发展了。如果以国家之前对卫生的投入,医院发展这么快,甚至是超常规发展,根本是不可能的!

我们不能责怪医疗的市场化,一个国家在高速发展时期是要付出一定代价的,医疗如此,教育如此,还有很多行业也是如此。我们这一代承受了更多的重负,但我们的子孙后代就可能轻装前行。

这就是担当!为我们这一代人点赞吧!

确实如此,与以前相比,现在老百姓享受了更优质的医疗服务,健康更有保障了,活的岁数更长了,人均期望寿命从2010年的74.8岁上升至2018年的77岁,我国居民主要健康指标总体上优于中高收入国家的平均水平。

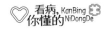

仅仅 8 年时间，人均期望寿命就上升了 2.2 岁，进步不可谓不大！从这个角度看，就医费用有所增加也情有可原，病人们也应该能够理解。

国外的月亮未必更圆

如果跟有些国家的人比，中国人看病还真不很贵。

我没有去过国外，当然不能眼见为实，只可能是道听途说，不过为了尽可能接近真实，我查了许多资料，经过反复甄别，觉得应该靠谱，如果真不靠谱，绝对不是有意为之。

这个故事发生在美国，主人公是我们大中国的杭州人，自称"乐爸"，喜欢带着老婆、孩子旅行，是个模范丈夫、模范老爸。

这年暑假，"乐爸"一家第九次出国旅行。在洛杉矶，四岁半的儿子米乐在屋里玩耍，一不小心，左手脱臼，估计是桡骨小头半脱位；小家伙的小手稍一活动，就疼得嗷嗷大哭。

夫妻俩就带着孩子到洛杉矶儿童医院挂急诊，急诊室里没几个人，可还是等了半小时，医生才开始办理登记手续。毕竟是异国他乡，他们不知道情况，只好入乡随俗。

终于等到了第一位医生，开始给孩子问诊检查，没有做任何治疗，就把孩子带到另一个诊室，接受第二位医生的问诊检查。

夫妻俩有点奇怪，这美国人连看病都这么讲究。话虽这么说，夫妻俩心急啊！虽说不是什么大病，但孩子多痛啊！

可是他们想，这是在高度发达的美国，不是什么都好吗？那就再耐心等等吧。

可谁想到，从进医院到见到第三位医生，再到医生徒手给孩子关节复位，时间已经过去了两个多小时。

谢天谢地，赶快带着孩子回宾馆休息吧，毕竟苦熬了好几个小时了。

不行,不能走,还得写病历。

不会吧?至于吗?

必须的!

唉,那就写吧。

又是两个多小时,前后折腾了 4 个多小时!

还是中国医院好,中国医生好啊!夫妻俩发出了这样的感慨。

他们这是有感而发。米乐在国内两次脱臼,每次到医院,医生一伸手,分分钟搞定,收费也就几十块钱。如果遇上熟人,可能钱都不会收。

夫妻俩没想过能遇到熟人,但就这么个不能再小的病,就算在美国看病贵,估计也不会花多少钱。还有一个理由,当时就没收费,是先看病后付费。他们还在想,这可能是因为没几个钱吧。

11 天后,夫妻俩返回洛杉矶儿童医院结账,"乐爸"一看账单,这,这,这!脑子一片空白。

两分钟后,"乐爸"缓过神来,1767.6 美元,还是打折优惠过的,如果按当时的汇率折算成人民币,大约 11800 元。

你们这是看病还是打劫?

没有啊,我们这是明码标价,童叟无欺,请付费!

这只是一个小病,如果是重一些的病呢?

网上还流传着一位母亲为女儿看病的故事。

这年的除夕,这位母亲的宝贝女儿在医院接受了手术,还是心脏手术,应该算是一种比较大的病,但的确不能称之为危重病。

手术是在美国斯坦福大学医学院做的,"藤校"的附属医院,应该是一家很牛的医院,技术、服务肯定是没说的。

住院 5 天后,妈妈就把宝贝女儿接回了家。

需要注意的是,心脏手术,仅住院 5 天,说明手术非常成功,术后处理非常到位。老美并非浪得虚名!

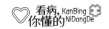

出院后的半年,医务人员跟踪服务,关怀备至,充分体现了美国医生高超的医术和人性化服务。

然而,天下没有免费的午餐,不过这午餐确实有点那个……

不久,医院寄来了一份账单,这位中国妈妈打开账单一看,我的妈呀!

这午餐实在不便宜!居然是 45 万元,还是美金!

别急,还没完呢。

也就是接到第一张账单的第二天,第二张账单又来了,她打开一看,我的娘哎!

116 万元!不错,还是美金。

不对,一定是搞错了!再仔细看看,还真没错。

第一张账单是医院的收费,第二张账单是医生的收费。老美也学会分解收费了!不知是老美学中国的,还是中国学老美的。

两张账单共计 161 万美金,按当时的汇率折算成人民币,大约 1110 万元。

完了,完了,孩子的命保住了,家可能没了。

不知道这个孩子买过医疗保险没有,如果有医保,估计自己也负担不了多少。如果是美国人,买过医疗保险的,自己支付的真不多。那么剩余的一大笔钱谁埋单呢?当然是保险公司。

如果去美国,一定要事先买好医疗保险,否则你真看不起病。那么,保险公司的钱从哪儿来?当然是投保人。问题来了,这么贵的医疗费,保费一定不少吧?当然,保险公司是挣钱的,不是搞慈善的,反正羊毛出在羊身上,都是投保人的钱。

顺便说一下,美国的医疗保险与中国截然不同。美国并未实行全民公费医疗,这一点在发达国家中十分少见。因此,对于没有购买医疗保险的人来说,看病的确是一笔不小的花费。国家会对老人、残疾人等特殊群体进行相应的医疗照顾,剩余的大部分人都需要自己购买健康保险,或者由工作单位为其购买保险。

在美国,普通人收入的很大一部分用在买保险上。负担不小,老百姓的意见很大,一直要求政府搞医改,让老百姓买保险便宜点。据介绍,目前,有 4750 万美国人没有任何医疗保险,占美国总人口的 15%。

还有这么多人没有医保,美国的老百姓对医保体系能满意吗?

其实,美国的医改一直在搞,努力地搞,布什搞过,奥巴马搞过,好多总统都搞过,好像搞得都不怎么样。特朗普就一直批评奥巴马,连个医改都搞不好,还当什么总统!

医疗费,保险公司要埋单,政府也得埋单!

美国不是不差钱吗? 在卫生健康上多投入呗,老百姓肯定高兴,可是,那是一个无底洞啊!

关键的问题在于,美国有钱,也搁不住一个劲地花啊! 美国人有钱是不错,但政府并不富裕,有时穷得连锅都揭不开,只好放假,不然电费水费都付不起,家大业大,花钱的地方太多。

整个美国社会的医疗支出占 GDP 的 17.1%,排名世界第一。这是 2014 年的数据,是从世界银行官网上查到的,估计不差。

真不能做得太过

为什么老百姓普遍感觉到看病贵呢? 除了上面断断续续说到的,还有没说到的我不再多说了。最后补充一点,这一点很要命,是最让老百姓诟病的,也是很多医生不愿提到的。

为了挨骂少点、轻点,我先做一个铺垫。

在中国,医生的劳动价值被低估,医生的劳动不值钱。比如说推拿按摩,在医院就收几十块钱,要是在洗脚房,可能就是上百元甚至几百元。凭什么呀！辛辛苦苦读书 20 多年，收入太低，心理当然不平衡！

还有医院，政府投入不足，医院发展需要钱，还得指望从业务收入中来。

医生想收入高点，医院发展要快点，都需要钱，怎么办？靠山吃山，靠水吃水，都得从病人中来。对公立医院来说，政府对医疗服务有定价权，定价还很低，一分都不能多收，怎么办？

有些时候，个别医院，只好过度医疗了！

我知道，医生兄弟们很难！

其实，大家心里都明白，只是不敢说，掩耳盗铃呗！

这就很要命了！不该做的检查做了，不该吃的药吃了，不该做的治疗做了，甚至不该开的刀开了，大家想想，老百姓能没意见？

那你说说，我们哪些是不该做的？肯定有医生抬杠。

不错，是没有绝对的。比如说感冒，开个 CT 单子查查，怎么就没必要呢？病人要是患脑炎，诊断错误了怎么办？弄不好会出人命，还可能出现医闹，甚至发生伤医事件，这事儿就大了。

当然，病人感冒了，医生不太可能开 CT 检查单，但完全可以开一堆其他的检查单，输上液体，花上几百元甚至上千元；也可能开几块钱的药，缓解一下症状，甚至不用吃药，回家多喝点白开水，过几天自己就好了。

有些疾病，必须用药物治疗，但这里头也很有名堂：必须用的药，哪怕价格高点，甚至是天价，为了治病，为了救命，当然得用；但是，如果是辅助治疗的药物，说白了，就是那些可用可不用的药，是用还是不用呢？

不知大家注意到没有，所谓的辅助药，往往价格高。当然价格高肯定成本高，可关键是这些成本包括了哪些呢？有的是必需的成本，有的未必是。

不说了，你懂的！

我有一个亲戚住院,医生建议术后用一种药物,每月用一次,连续使用5年。

医生说了,病人一般都听,但我这位亲戚却犹豫了,就把电话打过来了,要听听我的意见。

用,坚决用! 既然医生说了,就不要犹豫不决了。

可是,可是价格太高,5年下来要花50多万。

什么,50万?!

我吓了一跳,也犹豫了。

像我们这样的工薪阶层,50万是天价啊!

医生说必须用吗?

也没说必须用;医生说用了肯定比不用好。

这怎么办呢?

没办法就问专家呗。我找了个好兄弟,北京协和医院的,让他帮助问问。

这位兄弟真给力,一连问了两位专家,他们的建议竟然一致:"可以考虑先不用。"

先不用? 是不是以后还得用?

兄弟笑了。

你这人,专家说的难道还不明白吗? 你懂的!

可我还是不懂,就再找专家,找到了美国,一位美籍华人老乡,搞病理研究的;老乡一打听,很快回话:"完全可以不用! 这种药在美国很少使用,对某些病的治疗还处于试验期。"

还说什么呢? 我实在无话可说了!

我国著名心血管病专家胡大一教授,一向旗帜鲜明地反对过度医疗。他曾说过,我国每年约有8万人死于抗生素滥用,约20万人死于药物滥用。很多人一感冒发烧就去输液,医院里到处都是输液的人。这在

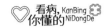

欧洲以及美国、印度、古巴等地是绝对看不到的。还有不少老年人即使没病，也会定期去医院输液，因为他们认为，输液可以稀释血液，预防脑血栓，这其实是有害无益的。

说起医生看病，胡大一认为，看心脏病的基本流程大致分为5个步骤：

第一，详细询问病人的病史，同病人充分沟通。

第二，物理诊断。具体分为"望"——看看病人有没有黄疸、贫血等，"触"——触摸病人的胸腹部，"叩"——叩叩肺部和心脏部位，"听"——就是使用听诊器。

第三，用一些基本技术检查，比如做心电图、拍胸片。这些技术通常经过多年临床运用，对诊断有价值且成本很低。

第四，让病人做无创伤性的辅助检查，比如做运动平板测试、超声心动图检查。

最后，才是让患者做CT、冠状动脉造影等成本很高且有创伤的检查。

其实，对经验丰富的医生来说，通过前面4个步骤就能诊断大部分疾病，最后一步完全没必要。但现在不少医生的诊断过程本末倒置了，问诊几句后，立刻就让病人做CT、造影、核磁。

很多医生忽视了最基本的东西，过度依赖仪器看病。胡大一教授说，他曾在一次评审高级职称的会议上，听到有的医生居然很自豪地说，"我最近十年都没戴过听诊器"。

在谈到这件事时，胡大一教授很是不解，不知道这位是如何当心脏科医生的！

胡大一教授还说，据他了解，不戴听诊器诊断，还真不是个别现象。甚至某大学知名教授说："CT和造影就像日光灯，听诊器就像煤油灯。我们为什么要抛弃日光灯，回到煤油灯的时代？"

对这一说法，胡大一也很不赞同。

多年来，胡大一呼吁医生回归人文、回归临床、回归基本功，堪称医学界的楷模，值得我们敬重。

向胡大一教授致敬！

三、别忽视病人的身边人

医生看病，做了什么、说了什么，一般情况下病人很清楚，但也有看不见、听不到的时候，比如病人被查出重病，医生和家属有意隐瞒；病人被麻醉了，正在手术；病人重病昏迷了，当然什么都不知道了。

病人看不见、听不见，不一定就没人看见、没人听见。不错，这些人就是病人身边的人。

千万别小看病人身边的人，其实他们很重要，有时甚至比病人更重要。

身边人的想法不一样

病人身边的人当然都是病人的家属和亲人比较多，也比较杂。亲人不一样，想的不一样，做的更不可能一样。

比如婆婆病危，身边有儿子和媳妇，他们想的就有可能不一样：儿子的想法是不惜一切代价，让母亲能活几天是几天；媳妇的想法是，多活几天多受罪，还要花很多钱，不如放弃抢救！

也有反过来的，儿子觉得老人太痛苦了，不如放弃治疗，让老人早日得到解脱；媳妇的想法就有可能不一样，要竭尽全力，让老人多活一天是一天，不然别人会戳脊梁骨，骂的是我这个当媳妇的，不是你这个当儿子的，决不能放弃！

女人的天敌不是婆婆，但一旦当了媳妇，天敌就有可能是婆婆。自古婆媳关系复杂，不在讨论范围，在这里就不予讨论了，只是借此说明，病人身边的人，有时想的还真不一样。

我就有这样的经历，不过不是作为儿子，而是作为女婿。

那时，丈母娘住在我家，感觉应该很好，为什么？猜想应该是我不时出差，还经常加班加点干革命工作，回到家里也很晚，与丈母娘直接碰面的时间少；加之我这人脾气好，还包容人，没有那么多事（此处可能有自我表扬之嫌）。反正是，丈母娘想干什么就干什么，比她在自己的家还要当家、还要自由。

是不是很幸福我不知道，但我觉得她老人家应该幸福。因为太胖的人往往生活幸福，所以我还是觉得丈母娘那时很幸福！

不过，再幸福也不可能不得病，一天半夜里，丈母娘真的病了。

那时，我正在遥远的东北出差，天还未亮，手机铃声响了，是媳妇打来的电话。

咱妈病了，还下了病危通知书！媳妇是带着抽泣声说的。

我一下子有点蒙。我们双方父母都在身边，年纪都大了，尽管有心理准备，但突然接到电话还是有点不知所措。

什么病？

心肌梗死。

还是突发的，危险性确实很高。

我一边问话，一边在思索，到底是我妈还是她妈。没有直接问，我是担心媳妇想多了，认为我对两个妈还区别对待。

按理说，我妈和她妈区别还是有的，应该还是很大的。当然，有人说没有区别，估计这人是个伪君子！

还有一个原因,如果是我妈,我就得通知我姐姐、弟弟,让他们赶快到医院,帮忙照顾病人,如果真有事也好有个人商量。

媳妇还是没说是谁妈。我那个急啊!

你别太急,我马上打电话让大姐过去。

我再次试探媳妇。

嗯。媳妇还是没说是谁妈。

不过,这时我初步判断不是我妈,可能是她妈——我的丈母娘。不然,媳妇肯定会在第一时间通知我大姐的,因为当时我妈与我大姐在同一城市,照顾她的小外孙。

我匆忙赶回来,到了医院,见到了丈母娘。此时的丈母娘已脱离危险,住在普通病房里,准备接受下一步的检查治疗。

怎么治? 先是冠状动脉造影,然后以此为依据,无非是三种选择:保守治疗、放置心脏支架、进行冠脉搭桥手术。

丈母娘的冠脉造影手术如期进行,在导管室的医生办公室里,我老丈人,媳妇的两位哥哥,还有我们两口子,都在紧张的等待中。

没多大一会儿,主任老哥穿着手术衣、戴着口罩走出导管室,他一边摘口罩,一边对我们说,老太太的冠状动脉堵塞了80%,你们家属商量商量,看是不是放支架。

主任老哥是我老朋友,技术是一流的,处理这类问题也是很有经验的。说完这句话,他就走出办公室,又回到导管室去了。

看看,就一句话,转身离开,是老油条吧!

大家你看看我,我看看你,都没人吭声了。当时,我很坦然,丈母娘有丈夫、有儿女在场,拿主意的一定是他们,我最多是半个儿子而已。

当然,我也在想,堵塞80%,如果症状稳定,最好还是不放支架,用药物治疗,再加上运动、饮食的调理,效果还是不错的;如果真的效果不好,再放支架不晚。毕竟放支架不是一劳永逸的,解决不了根本问题,还牵

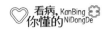

涉更多的术后康复问题。

我抬起头,发现大家还是在大眼瞪小眼,没人先说话。

突然,我看到老丈人扫射的眼神停住了,肯定是要直接点名,发表各自的意见。这本来没错,很正常,但不正常的是他老人家的光芒照射到我的脸上。

不,不,不!我是女婿啊!第一个发言的说什么也不应该是我啊!

老丈人叫出了我的名字,让我说说是放支架还是不放。

我是有想法的,但我不好说呀!说不放,如果以后真出问题,是否会埋怨我呢?还有,说不放,是否会认为我不想多花钱呢?因为丈母娘是我媳妇送到医院的,住院费都是我们真金白银拿出来的。

如果说放呢?毕竟不是我的初衷,有悖自己一向的处事风格,但这是家,家就是一个不讲理的地方。不过,放支架也没错,至少短期内保险,也不会让媳妇一家人想那么多。

大家的目光齐刷刷地落在我的脸上。

那目光,是充满期待的目光;那目光,是充满信任的目光。那一刻,我感到倍受重视,女婿不是半个儿啊,女婿比两个儿子还要重要!

放吧,还是放安全,我建议还是放支架!我就这么说了。

你们呢?还有不同意见没?

没!没!没!

平时不是大家很有主见嘛,关键的时候怎么都没了,我只是女婿啊!

那就放了!老丈人拍板了。

主任老哥进来了,你们想好了,是放吧,那就放支架了。

主任老哥,你久经江湖,真是高手啊!

不过,放什么支架呢?有国产的还有进口的,有价格高的还有价格低点的。我建议,就放一般的吧,其实效果是一样的。

谢谢呀,谢谢!

不然怎么说主任老哥是高手呢，说这话就是比亲哥还亲啊！他要是推荐一个支架几万元的，放的是两个，估计我们还得多掏好几万元。关键是便宜些的支架足够用，并不影响疗效和预后。

丈母娘手术顺利，术后康复良好，一切恢复常规。

一天，我和媳妇还有老丈人在家吃饭，丈母娘出外有事，吃着吃着，老丈人突然放下碗，叫着我的名字，然后说，我看了好多书，也咨询过有关专家，你妈妈的支架当时是可以不放的。

爸，您老说的没错，要是我妈，我就肯定不会让放支架。看我这猪脑子，我连想都没想，就把心里话全盘撂出。

你，你，你！你怎么这么说？老丈人一扔筷子，站起身来，气得连饭也不吃了。

好尴尬啊！我这人心里搁不住话，没办法啊！

好在这么多年了，一家人彼此了解，这事也没有那么在意，我毕竟是出于好心。当然，有时好心未必能办好事。

不过，主任老哥确实是好心办了好事，如果他当时说，贵的支架当然好，但如何选择，你们自己拿主意吧。要是这么说，大家肯定又会让我先说，我肯定会毫不犹豫地说，贵的！一定要用贵的！

这时候，就一定要做伪君子了！如果说用便宜的，媳妇会怎么想？大家会怎么想？你这是不想多花钱，图便宜，要是你妈，你会用便宜的支架？

让身边人的感受好点

人生病了，病人很痛苦、很难受，病人身边的人也痛苦、也不好受。

上次是丈母娘病了，这次是媳妇病了。

媳妇的病不算轻，需要一段时间的输液治疗。于是，护士就来征求

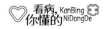

意见，当着媳妇的面问我，是用留置针还是普通针。

我一听到"普通"二字，马上的反应是不用普通的。

那就用留置针了？

当然用留置针！

留置针有国产的，还有进口的，你们用……

当然是进口的！我再次毫不犹豫。

是用德国的还是瑞士的？

我的妈呀！进口的还有不同国家的。我当时就想，德国是制造大国，一定是德国的好，我就回答说，用德国的吧。

德国的便宜些，比起瑞士产的，质量差点，不过也差不到哪儿去。

原来是瑞士的贵啊，我差点犯错误了。

对不起，护士同志，刚才我不了解，弄错了，我们要用瑞士的。

就用德国的吧，媳妇在一旁小声地说。

那可不行，瑞士的好，质量可靠，使用安全。这时候正是表现的时候，用最贵的、最好的，说明对媳妇重视啊！

领导，你真有眼光，瑞士产的是真正好，高档的手表不都是瑞士产的吗？

可不是，我这人脑子一根筋，反应太慢，怎么没想起瑞士表呢？

再说，价格也差不了多少，德国的一千多，瑞士的两三千。哇塞，都高出一倍了，还差不多呢！

好！不贵，不贵！用瑞士的，千万别弄错了，我们一定要用瑞士的！

护士高兴地走了。

回头想想这事，如果不考虑病人的感受、感情，让我选择用什么留置针时，我会毫不犹豫选择国产的，可能就几十块钱，最多不过一二百块。

不就是输液针吗？我还真的不相信，它的科技含量有多高，进口的比国产的好多少，瑞士的比德国的好多少。我们国家连一个小小的输液针都制造不好？反正我是不信！

在看病过程中，病人有知情权、有选择权。但很多时候，对于一些特殊的患者而言，比如儿童、老人，还有重病患者，行使这种权利的往往是身边人，病人有时是在被动地行使，有时甚至是一无所知。

在医院里，我发现这样一种现象，医生很重视病人的意见，也很重视病人家属的意见；医生很在意病人的感受，却很少注意病人身边人的感受，或者说无视了他们的感受。

有什么问题吗？问题大了！

不知大家注意这样一个问题没有，发生医患纠纷时，大都不是病人不满意，而是病人身边的人不满意；如果演变成医闹，冲在前面的也是病人身边的人。

不要忽视病人身边的人！

这跟与领导搞好关系一样，不但要让领导满意，还要让领导的家人满意，秘书满意，司机满意，让领导的身边人都满意。

为什么我要说主任大哥是高手呢？因为我们比较熟悉，他了解我的想法，才说出了我的心声，把我要说的话说了，把我不便说的话说了，把我纠结的问题解决了，要不然怎么我觉得他就是我的亲哥呢！

当医生的就得像主任大哥一样，在切实注意病人时，一定不能忘记病人的身边人，要注意他们的不同感受。

为什么说不同呢？因为关系不一样。比如说同是亲属，有直系的，也有非直系的。在同是直系亲属中，有直接血缘关系或婚姻关系的，也有法律拟制的直系血亲关系的，如养父母与养子女、养祖父母与养孙子女等等。

即使关系一样，想法可能也不一样。一母生九子，九子各不同，这是变异的结果，也是环境造成的结果。

所以，当医生多难！在关注病人、关注病人身边人时，还要弄清身份,弄清病人身边人跟病人的关系,身边人是怎么想的。因此,医生要多与他们沟通,了解他们的苦衷,多向他们解释,把他们该说却又不便说的话说了,把他们该做却又不便做的事做了,他们能不信任医生,能不感谢医生吗?

"临终关怀"这个词,是在我刚当上记者不久时第一次听说的。是在一家省辖市中心医院采访时由一位前辈级护理部主任告诉我的。

那时,推行的整体护理工作如火如荼,大家都在搞,都说自己搞得好,都找记者来报道。记者们听多了、看多了、写多了,也就腻了——材料都是大同小异的,不只是让人兴奋不起来,甚至一提起来都让人心烦。

其实,干什么工作都一个理,人不是想干什么就能干什么,有时不想干的事也得干,医生与记者没什么两样。

大概是20世纪末的一天,当那位护理部主任冗长地谈整体护理时,我头脑空洞、无精打采,有一句没一句地搭讪着,突然听到护理部主任吐出一个词——"临终关怀",我一激灵,就像一下子被一瓢凉水浇醒。

等等,等等!"临终关怀"是什么? 其他的不说了,就说这,具体说说,你们是怎么做临终关怀的? 我听到了一个新词,记者的敏感告诉我,新闻来了。

一位危重病人,虽然经过医务人员的全力抢救,但还是永远闭上了双眼。

死者的亲属在病床前流泪哽咽。

这时,病房门开了,一名护士端来一盆温水,用纱布轻轻地替逝者擦拭;一名护士手中拿着一张洁白的纸,精心地做着小白花。

一会儿,小白花做好了,护士把它轻轻地放在死者手中。

一件洁白的床单轻轻地覆盖到死者的身上。

几位护士并排站立,每人的手中捧着一朵小白花,面向死者,深深地三鞠躬。

此时,死者的家属十分感动,向医务人员回鞠一躬。

现在想想,当时,他们做的也只是临终关怀中的一个环节。尽管如此,在 20 多年前,这一做法实在难能可贵! 他们表达了对逝者的尊重,赢得了病人亲属的感动!

逝者去了,我们做的,哪怕再多、再好,逝者也不可能看到,但逝者身边的人看到了、感动了。说得直白点(当然不好听),这时,我们做的一切,实际上是让活人看的,是让逝者身边人看的。

身边人真的很重要

有一本书叫《生死谜藏》,作者是台湾的名医黄胜坚。

《生死谜藏》里就记载了这样一个故事。为了保持原汁原味,我就直接引用了。

一个肝硬化末期的爸爸,全身蜡黄,肚子胀得大大的,插着鼻胃管,由三个女儿连扶带撑着,一路喘进医院。

医生一看病人情况不对,马上进行急救,准备插气管内管,没想到病人的二女儿立刻出言阻止:"医师叔叔,不要帮我爸爸插管,他是末期病人。"

医生听了很不高兴:"这样还不要插管? 那你们来医院做什么?"

已是高中生的大女儿哽咽地说:"如果医生你判断我爸就要死了,那我们就带他回家,我们还能帮助他撑着,好好地陪在他身边。"

大女儿继续说:"如果说我爸爸还有一段时间,三四天或一两个礼拜,我爸爸喘成这样,我们姐妹没有医学专业知识,我们不知道该怎么办才好。医生你可不可以先打个吗啡,让我爸爸舒服一点就

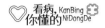

好?"

医生说:"你爸爸现在这样,不急救,不插管,直接要打吗啡,万一一针下去出了人命,那是要算谁的错?"

喘得说不出话的爸爸眼神绝望,吃力地拽着大女儿的手不停地摇晃,大女儿再怎么装镇定,也掩饰不了害怕。

女儿含泪说:"我爸爸说他受够了折磨,再也不要这样喘下去,该签什么放弃急救的文件,我们都同意签。"

签完DNR(Do not resuscitate 的缩写,一般译为拒绝心肺复苏术。——编者注。)后,医生说:"那我帮你们爸爸找间病房好了。"

电话打到内科,内科说:"他都已经这样了,没有什么可治疗的呀!"

电话打到加护病房,加护病房说:"满床哪,一时之间也调不出床位来!"

医生从病历上看到外科曾帮这个当爸爸的开过刀,打电话把情况说一说,然后问我可不可以收这样的病人。

"好吧,我收!"我心里也不忍看那生命垂危的父亲。三个年纪不大的女儿,只能窝在急诊的走廊上,眼睁睁看着爸爸受苦,却又束手无策地抹泪干着急。

病人送上来了,住院医生一个头两个大:"主任,你收这样的病人啊?我们真的已经帮不上什么忙了,要怎么照顾啊?现在要写住院病历,待会儿就得写出院病历了!"

资深的护理长(护士长)更是直言:"这种病人,不用四小时就走人了。"

"这种事,请大家勉为其难吧!别让三个姐妹太难过、太无助了。"我硬着头皮说。

住进一间三人房的床位,其他两床病人和家属一看,流露出的神色,让三个女儿难堪又不安。

护士看了也觉很不妥,又回头找我想办法,总算调出一间隔离病房来,让他们可以单独相处。

"爸爸剩下的时间不多了,你们就在这里好好地陪陪爸爸吧!"我实话实说,虽然为了她们的爸爸,我被同事念到臭头,但也不能就撒手不管。

我们的资深护理长还真神准,三个半小时后,那位爸爸过世了。

住院医师忍不住摇头:"看吧,收这种病人,住院病历刚写完,现在又要开始写出院病历了……"

停尸间推车来了,简单的遗体整理后就往外推走,三个女儿跟在车后嘤嘤哭泣。

经过护理站(护士站)的时候,姐姐拉着两个妹妹跪下去,向护理站里的医护人员磕头:

"谢谢医生叔叔,谢谢护士阿姨,没把我爸爸丢在急诊走廊上等死,没人管、没人理,谢谢你们,谢谢。"

护理站里的医护人员,被突如其来的震撼,震到寂静无声,刚还在碎碎念的医生悄悄低下了头,护士眼眶泛红;护理长忍不住跑出来,抱着三个女孩,轻声地安慰,眼泪却也跟着掉个不停。

想想看,如果没有病房收治这个病人,不愿收治这个病人,让这个爸爸真的死在急诊的走廊上,这三个年龄不大的女儿,在往后的人生,因为这个事件,对人情世故,对这个社会的观感,会产生什么样的偏见,甚至怨怼?

这个案例,给我们大家扎扎实实上了一课:"虽然救不了爸爸的生命,却救了他的三个女儿,给了她们人性可贵的温暖——雪中送炭。"

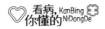

"我不但看到病人,也看到床边的家属。"

这是黄胜坚医师说的一句话,很朴实,也很实用。他要去看病人之前,都会先问护士,打听一下病人来自哪里,做什么工作,有哪些主要亲属。

我们经常仰慕名医、大医,但看到的只是他们妙手回春的医术、药到病除的传奇,却很少去观察一些细枝末节,比如说他们不只是用心关爱病人,还在用心关注病人身边的人。

用心,收获的不只是硕果,还会有更多的感动。

感动无处不在,感动就在身边!

第三章
问君能有几多愁

"问君能有几多愁？恰似一江春水向东流。"

这是南唐后主李煜的名句,也是描写国愁家绪最经典的名句之一,李煜的愁绪一如满江春水,滔滔不绝。

李煜真是把愁绪写绝了！

李煜哪有那么多忧愁？他是南唐的国君呀！不错,可他还是南唐最后一位国君,没有干到驾崩,连退休的年龄都不到。

李煜多才多艺,是诗词大家,可惜不会治国,连国家都搞没了,自己还做了俘虏,朝不保夕,怎能不忧愁？

李煜是亡国之痛的忧愁！

国君很愁,做大臣的也愁。

"莫等闲,白了少年头,空悲切。"

这是南宋抗金名将、民族英雄岳飞写的,没有"愁"字,却写出了满腔悲愁,也堪称是描写忧愁的经典之笔。

岳飞是壮志未酬的忧愁！

既然论剑诗词,当然不能忘掉"诗仙"李白。

"五花马,千金裘,呼儿将出换美酒,与尔同销万古愁。"

李白是怀才不遇的忧愁！

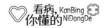

如果真要比,谁写忧愁写得好、写得多,那是巾帼不让须眉。

这个巾帼英雄就是宋代女词人,婉约词派代表,有"千古第一才女"之称的李清照。

李清照创作的诗词无数,特别是晚期的作品,都要写到忧愁,可以称得上是前不见古人,后不见来者,无人能出其右。

晚年的李清照红颜薄命,国破,夫亡,金石丢,愁苦太重了。在她诗词的字里行间,无不流露出心灵深处的愁绪,或清新婉转、缠缠绵绵,或汩汩滔滔、痛感凛冽。

李清照是才女。自古才女多情,李清照亦不例外,"寻寻觅觅,冷冷清清,凄凄惨惨戚戚",生动细致地描摹出她对亡夫的思恋,成为千古绝唱。

李清照是相思之苦的忧愁!

写忧愁的诗文太多,文人墨客也多,几乎每个人都写,说明大家都愁啊!

不仅是文人愁,医生也愁,其他的人一样愁。可以说,是人都有烦恼和忧愁。

那我们言归正传,说说医生的烦恼和忧愁。

一、不谈钱行吗

医生的职业光荣而神圣;如果谈钱,还真有点庸俗。

但医生毕竟是人,不能不食人间烟火,又不能不谈钱。

君子爱财,取之有道。

医生应该得到的,就放手让他们得到;医生不该得到的,一分钱也不能要。

医生真的不容易

大家都说医生是一个好职业,救死扶伤,治病救人,掌握着"生杀大权",要多崇高有多崇高,要多伟大有多伟大!

那还是人吗? 不是人,是大仙,大神!

医生真有那么高尚吗? 我看未必。

说得好听点,就是别人说说,你听听,听完洗洗就睡吧,千万别当真。

说得不好听点,纯粹就是忽悠,把你捧得高高的,但要小心摔下来,弄得灰头土脸、头破血流。

还有更可恶的,嘴上这么抬举你,心里在骂娘,这哪是医生,是披着白衣的狼,江湖人称"白狼医生"。

医生真是大白狼吗? 肯定不是,医生真没那么凶狠,真没那么贪婪!

医生没有那么崇高,也没有那么无耻,他们不是神,不是狼,就是一群普通的人。

说医生是神的,是捧杀!

说医生是狼的,是诬蔑!

医生就是芸芸众生中的一员,学习工作、考试考核,结婚生子、养家糊口,吃喝拉撒、喜怒哀乐,与普通人没什么两样。

也有不一样的——如果你选择当医生,就要读很厚很厚的书,上很长很长时间的学,拿很高很高的学历,结很晚很晚的婚。

学医难,课程多,少说也有四五十门课,每本书还很厚。

我记得开始学医时,第一学年就上解剖课,拿在手里的课本沉甸甸的,许多内容需要记忆,还毫无规律可循。

比如说人体的肌肉骨骼,光记住肌肉是 639 块、骨骼是 206 块远远不行,还要记住身体上的主要肌肉、骨骼的名称、分类、位置、走向和功能等等。不少人一看到厚如砖头的书,密密麻麻的图和字,一下子就蒙圈了,第一学期上来就挂科。

同样是本科,医学专业的学制一般是 5 年,许多对医学有懵懂爱好的,一听说要多读一年书,立马就改变了主意。

凭什么要学 5 年? 拿的都是本科学历、学士学位,我为什么要多读一年呢? 不划算。这一年要多花钱,多耽误时间,还少拿一年工资,晚算一年工龄。

别看这一年,有时晚一年,人生就可能处处迟人一步,还是慎重选择吧!

读了 5 年医学,兴冲冲去找工作,只要是像样点的医院,一见是本科学历的,连头都不抬,随手把简历扔回来,对不起,我们只要硕士、博士! 负责招聘的人心里可能还在想,还好意思拿着个"老本"就来应聘,寒碜不?

现在的行情是,大医院基本上是非博士不谈,还得是名校的。

好不容易拿到了硕士、博士学位,一路拼杀进了医院,这又发现自己已经不太年轻了,以前中学、大学早早就业的同学有房有车有老婆,有的孩子都能打酱油了。

那就赶紧找对象吧! 帅哥博士倒不难,机会还很多;美女博士就有点悬,弄不好就成剩女了。

这不,医院又新来了几位女博士,其中几个单身的竟然放下博士架子,争相跟一个男护士套近乎,想处对象呗! 这位男护士,因为身边的美女太多,挑花了眼,三十好几了仍单身,他却不着急。他不急,女博士急呀!

说了半天的读医学专业辛苦、费时,那为什么你自己还要选择医学这个专业呢?

想当初,我上大学那会儿,还分文理科,试卷上就标注有文史类、理工农医类。大多数同学不想上师范、农学、医学等专业。因为当时都在搞经济,经济、工科等相关专业就特别热门,毕业后能够挣大钱啊!

不过,那时的高考是先填志愿,后公布考分。师范类院校是提前录取,所以大家几乎都报有师范院校,多了一次选择的机会,就多了一层保险啊,毕竟考上大学是目的,选择专业是其次。

师范类院校录取的分数高,让农学、医学类院校羡慕嫉妒恨:我们在社会上的位置半斤八两,都在底层,理工类院校高高在上,他们分高我们不眼红;凭什么你们师范也招收的是高分学生,我们只能调剂录取,只能捡漏?

那时,医生的社会地位低,上医学院校的,除了少数人确实是爱好,主动选择的,大多数人是调剂录取,被动当上了医生。

所谓此一时彼一时也。

如今不同了,医生的社会地位蒸蒸日上,医学院校的招生持续火爆,越来越多的人喜欢医学,立志悬壶济世,着手成春,实现自己的人生价值。

再说直白点,当医生职业稳定,受人尊重,收入不低。我原准备用收入不菲这个词,但觉得确实有点夸张,因为还有许多医生不满意自己的收入。

我们苦读多年,喝了那么多墨水,花了父母那么多银子,容易吗?真的不容易!干什么都有个投入与产出比,我们发点牢骚,感叹一下待遇问题,不招谁惹谁,不违法犯罪,不行吗?

完全可以,大家也都理解;不过,据我观察,说这些话的大都是年轻医生。年轻医生苦啊,没日没夜,废寝忘食,为了早日成才,成为名医,只有撸起袖子拼命干。

我毕业那会儿,同我一起分配到医院的有 4 个本科生,其中有俩美女，都很乖巧，一个毕业于中南大学湘雅医学院，一个毕业于山东大学；另有俩帅哥，都很实在，一个毕业于四川大学华西医学院，一个毕业于××（我是不好意思说出口），学校差点，人还凑合。就这样吧，还是谦虚点、低调点好。

既然用了××，就有必要补充说明一下，以免引起误解、误读。人家三个都出身名门、名校，985 高校，你就毕业于一个二流学校，为什么还能分配到同一家医院，再怎么说也是一家省级医院，凭什么？是你爹牛，还是钱多？

我爹曾经牛过，参加过抗美援朝战争，打过美国鬼子，是最可爱的人，可惜最后还是回到山沟里，面朝黄土背朝天，当了一辈子农民，无权无势，钱就更不用谈了。

我爹不是某某某，我读的大学也一般般。这是别人说的，我却不这样认为。子不嫌母丑，我认为我们母校挺好，挺不错，我挺满意的，还挺感激母校的。不过，满意归满意，感激归感激，找工作就只有靠自己了。

那时，虽然还没有什么 985 高校、211 高校之说，但还是有部属院校和省属院校之分的。卫生部直属高校就是牛，就像我对门的俩美女，还有我同室的兄弟，他们都是部属院校的，的确都很优秀。

"比你优秀的人不可怕，可怕的是比你优秀的人比你更努力。"有人说这是马云说的，但不知是不是原创。我上大学时，同学们很优秀，我要想比同学们更优秀，恐怕靠努力不行，还得另辟蹊径。

功夫不负有心人。经过勤学苦练，我终于成为"医生中的作家，作家中的医生"，虽然写得没那么好，但我能提笔就来，算是小"才"一碟吧！

熊猫被称为国宝，如果论本领，估计连条狗都打不过；但没关系啊，熊猫就是熊猫，就是国宝，因为熊猫太少了，差一点就绝迹了，物以稀为贵。

一样的道理，毕业前，我在自荐时，当时卫生厅的一位领导看了我的简历和作品,一边连连点头,一边自言自语:少见,少见,这么多年我都没有见到这样的学生,学医的还能写得这么好,难得,难得! 不过,确实没有说人才难得。

没找一个熟人,没花一分钱,没送一瓶酒,没递一根烟,我就找到工作了,还是卫生厅直属单位,当上了我们系唯一进厅直属单位工作的人。之后的这么多年,我遇到多大的困难,再多的不公平,我也一直坚信,这个世界是相对公平的,领导还是慧眼识珠的,人才终究不会被埋没的。

英雄不提当年勇。一说起年轻时候的事,就有些激动,就有点收不住,还是说美女吧。两个美女都属于那种青春、靓丽、精致、乖巧、聪明的类型,很可爱,很让人心动,我们两兄弟能无动于衷吗?

心动但没行动,为什么? 是没机会? 也不是,机会太多了,我们就住对门,两个美女一间屋,两个帅哥一间房,只要一个人交换位置,就是两全其美的事,就是一段浪漫的爱情故事,可是故事没有发生。

那么到底是什么原因呢? 还不是因为当医生的太忙,搞文字工作的也忙。忙也不是没有时间谈恋爱,根子上是觉得不能找同行的医生结婚,都那么忙,以后谁操持家,谁管孩子? 我们两兄弟还一样,一根筋,不开窍,一犹豫,一徘徊,机会就这么没了。

两个美女最后"劳燕分飞",一个做了北漂,一个孔雀东南飞,就这么走了! 后来,经常有同事开玩笑,说两个美女的出走,还不是因为你们?

一次,喝多了酒,还真想起了很多事,就跟其中的一个美女打电话,打个招呼,关心一下个人问题,没想到的是,美女仍然单身。

都多大了,还单着?

那有什么办法呢?

问我,我有什么办法? 我不知道怎么接美女的话。

唉,美女,要是我们当初好了,现在不知什么样呢! 酒喝多了,就接

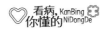

了这么句话。

别提了！你们那时根本就不搭理我们。

什么意思？是真是假？我不猜了，猜了也没用，过去就过去了，就留下一段青春的美好记忆吧！

医生心理不平衡

年轻的医生就是这么忙！那几年，我那同室的兄弟几乎天天住在病房，回"家"也就是换换衣服、洗洗衣服。有时，在洗衣服的时候，偶遇对门的美女，就搭讪几句，开几句玩笑话，手仍在抓紧时间不停地搓衣服，腾不出手，也只能君子动口不动手，想打情骂俏，可时间不允许。

年轻医生太忙了，可到发工资、发奖金时，也只是几张皱巴巴的票子。

我至今还清晰地记得，第一个月发薪水时的情状——毕竟是第一次，第一次往往都特别兴奋。我们两兄弟把钱放到床单上，脱掉鞋，盘腿坐到床上，一张一张地数，好像当时都是 10 元面额的纸钞，妈呀，250？再数数，不多不少，没错，250 元，第一次就整了个二百五。

年轻的医生当然不是二百五，虽然这个钱数在当时应该不少也不多，但给我们带来了说不出来的兴奋，我们哥俩感觉还是很不错的。

说实在的，我们并没有觉得钱少，主要是因为当时的期望值不高。在读大学时，幻想着月工资能有 200 元就很满足了，没想到第一个月就250 了，超过了预期，还有什么可说的？

除了出身穷，没见过大钱，还有更重要的原因，觉得钱没地方花：住房分配，看病公费，私家车还没出现，要那么多钱干什么？

没出三年，我们的想法就变了，感觉医生的待遇太低了，什么原因呢？推行医保，看病要掏钱；实行房改，住房要自购。妈呀！一套房子最便宜也要 10 万以上,月收入二三百块,我们什么时候能攒够那么多钱啊?!

平心而论,与其他行业比,年轻医生的待遇并不低,至少处于中上等水平,但为什么普遍不满意收入和待遇呢? 主要是感觉付出与得到的不成正比,与其他行业比,付出的比别人多,得到的却不是最多的,得到的钱不够用,买不起房。

我在医院主要搞文字工作,还写新闻报道。由于在大学里写过小说,有一定的文学功底,加之对新闻敏感,出手又快,很快在行业内脱颖而出。既然搞宣传,就免不了要与媒体打交道,那时的记者是无冕之王,吃香的喝辣的,是真牛,感觉比医生牛。

记得大学毕业前夕,同学们相互之间在"同学录"上留言,其中有一项是你最理想的职业,我毫不犹豫就写上了"新闻记者"4 个字。

记者,多么神圣的字眼,多么令人神往的职业,那时候,非专业的毕业学生很难进媒体,除非是"朝中有人"。

我学医,而且"朝中无人",想当记者,是癞蛤蟆想吃天鹅肉,简直是异想天开,无异于痴人说梦。在同学们的"同学录"上写上自己的梦想,只是想表达自己的远大理想,表达自己的与众不同——当不了记者,还不让过个嘴瘾?

许多人都在感慨这个社会的不公平,但我一直认为社会还是相对公平的。

这不,在医院只干了半年的时候,令人意想不到的事发生了,一家报社向我伸出了橄榄枝,我当即就决定"逃离"医院。

那时,当记者既是我的梦想,也是我的特长。还有个"小九九"也很关键——当记者挣的钱还多,至少是我在医院收入的两三倍。为什么不去呢? 除非我的脑袋被驴踢了。

现在看来,当时我的脑袋可能还是被驴踢过!

　　有人说，人生有两个境界：一是婚姻与爱情的统一，与喜欢的人结婚，爱情修成了正果；二是爱好与职业的统一，爱好成为职业，工作就是一种快乐。

　　言外之意是许多人结婚了，却并不是跟自己最喜欢的人，不是因为爱情而结婚；许多人干的工作，未必是自己喜爱的，是进错了门。

　　女怕嫁错郎，男怕入错行。

　　就这样，我告别了医院，我的同室好兄弟仍留在医院。他酷爱医学，踏实好学，心态平和，忠厚善良，是一棵好医生的苗子。我一直坚信，假以时日，这位好兄弟一定能成为名医。

　　我还真没看错，这位兄弟如今已是病区主任，心脏手术做得倍儿棒，还是高难度的，特别厉害！

　　在医学界，还有许许多多像我的好兄弟一样的年轻医生，他们默默耕耘，努力拼搏，立志成为名医、大医。当然，成了专家，当了主任，有了更大的平台，就能更好地服务病人，护佑百姓，为人类的卫生健康事业建功立业。

　　还有一点不可回避，成了专家，当了主任，挣的钱就多了，也更受人尊重了。这也没错，医生也是人，不是神！

　　现在有许多专家到处"飞刀"，挣点外快，很辛苦，大家完全能够理解；也有的医生也挣外快，但不怎么光明正大，这些医生还不在少数，大家心照不宣，医生也羞于出口，反正你懂的。

　　从道义上讲，当然不应该！但我还是想替他们说几句话，医学界有问题，那你说哪个行业没问题？身在社会这个大染缸里，你能不被染色？

　　再说，不该拿的钱不拿，这钱就能为病人省下？也未必这样，如果医生不拿，这些钱最终还是会被医药企业、中间商收入囊中，病人也未必会因此受益。

　　我说的是其他的东西，不是在说红包。说真的，可能有人还不信，我们这里的医生，真的很少有收红包的，我经常接到这样的电话。

兄弟，你介绍的那个张主任，水平高，服务好，真是好人啊！

哦，确实特别好！

可不是。已经住院几天了，这不马上要手术嘛，想请他出来吃个便饭，交流交流。

不用！张主任很忙，也不喜欢出来吃饭，你就省省吧。

哎呀，这次住院，我心里特别感动。都说医生什么什么的，我看还真不是这样！

都是以讹传讹，大多数医生都很好，无良的只是极少数。

可不是，都说现在医生收红包什么的，昨天我就包了个红包，送到张主任办公室，可他死活都不收，最后都有点恼了，他说要不是看在兄弟你的面子上，就把红包扔出去。

你看，你们这些人都把人想歪了。这么多年，据我观察，真的是很少有医生收红包的；但也不绝对，还是有医生照收不误的，但不是我们这儿。

你说是……

我可没说！

说实在的，如果不是我亲耳所听、亲眼所见，我还真认为真没有医生收红包了。这些年来，在我们这儿，医生基本上是不收红包的，所以我就形成了这么一个概念，医生不收红包。直到有一次我去看望一位病人，到了一家国内顶尖的大医院，才发现我错了。

我是真不想再往下说下去，不是因为这些大家心知肚明的内幕，只是我觉得确实应该深化医改，让医生的收入从地下走到地上，让医生光明正大地挣钱，让医生不必整天提心吊胆，羞于谈钱，而是一心一意地为病人看病。

那么大的医院，世界水平的技术，可那里的专家，特别是一般的专

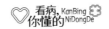

家,阳光下的收入有多少呢?真的不多,相比之下还有点可怜,如果用这些钱去买房,估计连他们也买不起。大家想想,我们顶尖医院的专家都买不起房,其他医生就可想而知了。

在世界范围内,医生的职业都是神圣的,收入都是不菲的,如果一个国家的医生混得连房都买不起,你还指望他们去救死扶伤,去保障百姓健康,去提高全民的健康素质,那是扯淡!

回过头来看,我们这家顶尖医院的专家,有房有车,不少还是好房豪车,这不过分,一点都不为过。但如果我们非要去计算他们的收入,那肯定会对不住账,因为按他们的收入买不了这样的房,开不了这样的车,这钱从哪儿来?

不说了,你懂的!

有一位大主任,一级教授,国家973项目首席科学家本来就很牛了,在我们这儿就更牛了。

这位老兄讲了这么一件事:在他负责的病区住了一位老人,老人有个儿子,很有钱。用老兄的话说,那小子肥头大耳,脖子上戴了根粗项链,像狗链子那么粗;手指上戴着个大戒指,像个鸽子蛋。总之,特土豪的那种。

像这样的土豪,估计医生兄弟们是不待见的,心理不平衡啊!

可这个土豪还个性张扬,没事就在走廊里转悠,一碰到穿白大褂的,就大声吆喝,医生大哥,有事没?

没事呀。

有事您说话,我车停在楼下,两辆大奔,随便用,是专门为各位医生大哥准备的。

不用,不用!医生头都没抬就匆匆而过。

医生们特清高,都在心里鄙视这些土豪。我呸,有你小子这么炫富的?

其实，以我看来，大可不必，人家完全可能是出于好意，想跟我们医生套近乎。咱们也用不着清高，多多理解，总比不搭理我们好吧，总比找我们胡闹强吧？

可大主任老兄心里就有点不是滋味，有一天把土豪叫到办公室。

小兄弟，你哪儿毕业的呀？

惭愧，实在是惭愧！兄弟我就初中毕业。

哦，那你混得不错啊！

一般，一般般，在江湖上混碗饭吃，请老兄关照，多关照。

你知道我哪儿毕业的？一个月有多少工资？

您老兄是大博士，大教授，一定是高收入！

你看高不，每月两三万，没法跟你们比吧？

也行，我就比老兄多那么一点点，只一点点。

别看这土豪平时高调，但在大主任老兄那儿却很是低调。

说实在的，这个土豪水平实在不低！在他们那个圈子里，绝对是人才，是大才！

什么样的收入才高？当然是越高越好。但是，我们盼望高收入，希望被理解、被尊重，这都没错。我们不能低人一等，但也不能高高在上，处处要高人一等吧！

我曾私下与一些医生交流，他们的内心很纠结、很痛苦，真的不想谈钱，真的不想拿不该拿的钱。但现实的问题是医疗价格严重畸形，医生收入偏低，有时候真的是"逼良为娼"，不得不突破道德的底线，甚至违法犯罪。

令人痛心的是，近年来从事医疗事业的人员犯罪呈上升趋势。2018年10月15日出版的《财经》杂志报道："截至记者发稿，中国裁判文书网的信息显示，全国今年已经有56位医院（卫生院）院长、副院长因贪污、受贿等罪名被判刑。而与医院相关的贪腐案件有500多件。"

医院成了贪腐的高发区,院长成了贪腐的高危岗位。

眼里不能只有钱

上海的房子是天价,好一些的地段,100 平方米的房子,大约需要上千万元。如果有一套这样的房子,就是千万富翁。

可是,你要是自住,这 1000 万就是一个数字,就是一套房子。

有一位老太太就有这样一套房子,想转让给自己的亲儿子,可一打听,各种税费 87 万多元。

老太太心理不平衡啊,我把房子给儿子住,根本不是套现,我到哪里去弄这 87 万多元?

不想缴纳这个税费! 还不是不想缴纳,是真的没有。

老太太就去找律师,律师办法多啊。

律师还真有办法,出了一个主意,但有点复杂、有点混乱。

一是老太太与老公离婚,房子留给老公,房产证去掉老太太的名字;

二是儿子与儿媳妇离婚;

三是老公和儿媳妇结婚,房产证加上儿媳妇的名字;

四是老公再与儿媳妇离婚,房子留给儿媳妇,房产证去掉老公名字;

五是最后各自复婚,房产证加上儿子名字。

这样的结果是共结婚离婚 6 次,工本费每次 9 元,共计花去 54 元,却节省了各种税费 87 万多元。

合法却不合理! 但比起节省的 87 万多元,还真说不了有人会这样做。

这是个段子,未必有这样的事,但人有时遇到了钱,心态还真的会改变,就有可能突破做人的底线,甚至不惜以身试法。

2018 年 5 月,医疗界就发生过好几件事,再次让人惊诧,让人匪夷所思！

5月10日，一名女士因腋下狐臭到一家医院接受手术治疗。据说还是熟人介绍的。

凡是手术，就要麻醉。在手术室里，男医生罗某就为这名女士麻醉，麻醉针一扎上，女士很快就熟睡过去，什么都不知道了。

大概一个小时后，这名女士清醒过来。

不对，不对呀！

女士通过身体感觉，怀疑自己被迷奸了。

女士就当场质问罗医生，这种人不配叫医生，应该叫败类。罗败类色胆包天，竟然承认了，还恬不知耻地试图私了。

当然不能让这种败类逍遥法外！

结果是报警——罗败类被逮捕，等待他的是法律的惩罚。

5月10日，长沙的赵女士来到一家专科医院，接受腋臭治疗，起先商定手术价格为1560元。

手术正进行时，医生却突然停止了手术，开始推销起了另外一款价格为5600元的"皮瓣固定术"。

医生和颜悦色地说，这项手术好啊，可以降低换药频率，还有助于术后恢复。

做还是不做？医生晃动着手术刀，不停地追问着。

妈呀！在锋利的手术刀下，她一弱女子，只有从了，还有什么其他选择？

做！做！做！不就是钱吗？

就在那一念之间，手术费从1560元，变成了8000多元！

几乎是在同一时间，一家妇科医院，一位女士准备做人流手术。

上了手术台后，所有医生都围着她转，一会儿要求抽取积液，一会儿说要做"宫颈清理"，服务周到体贴，好得没的说。

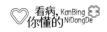

好归好,可每一项都要加钱。

我只带了几百元,带的钱不够啊!

没关系,我们服务好,可以用支付宝"花呗"。

结果,术前说好的 580 元,最后竟然花了 9000 多元!

这几个病人都是弱女子,好忽悠,但无良医生遇到男子,照样刀下不留情!

张先生到西安某医院做包皮手术。

手术前,医生说,手术治疗费大概几百元到 1000 多元。言外之意是不超过 2000 元。

真的不贵,那就做吧!

手术如期进行,可做着做着,问题来了,有炎症需要消炎吧,使用的耗材有好有坏吧,还有这还有那,名堂让人眼花缭乱,反正都对后期的康复有影响。

选好的还是选不好的?不好的可能影响生育,影响功能,影响"性"福。选好的就得加钱。加不加随你,你好好考虑考虑,自己看着办吧!

还有时间考虑吗?命根子都攥在别人手里,还架上了刀。

加!加!加!大哥医生,这是我一生的"性"福,能不从吗?

就这样加了,医疗费加到了 12000 多元。

这都是经过媒体公开报道的事件。真实的案例发生了多少,肯定无法统计。但可以肯定,类似的事肯定不少,剧情如出一辙,套路惊人相似!

结合这些年的一些公开报道,我们不难看出一些共性的问题:

一是像这样明着坑病人的,几乎都是民营医院。这些医院是不是都是他们开办的,还真不知道,但多多少少有些血缘关系,或者师徒关系。

他们是谁?你懂的。

二是他们选择的病种很特别,要么是治不了的,比如恶性肿瘤晚期、白癜风、不孕不育症、鼻炎等,反正都难治,甚至都治不好;要么压根儿算不上什么病的,比如宫颈糜烂,一般就不用治疗,让你"被生病",再治疗,效果还很好;要么是难言之隐的小病被大治,大都是妇科或男科疾病,如流产、包皮等,这些疾病的治疗简单,几乎没有风险,大多数病人顾及形象和声誉,上当了还不好意思吭声。

三是欲擒故纵,在网络上大肆宣传疗效,以极具诱惑力的低价,把病人"吸引"到医院,只要哄上手术台,就等于让病人躺在砧板上,然后举起手术刀,开始讨价还价。此时的病人早吓得六神无主,哪敢不答应?谁会拿身体和生命开玩笑?只好乖乖听从摆布,一个劲地掏钱,瞬间让病人的医疗费不断攀升,医院的银子滚滚而来。

这样的医生,这样的医院,还说什么呢?就别指望他们呵护健康、珍爱生命了,在他们的眼里什么都没有,只有钱了!

二、治还是不治

这似乎是个伪命题。

病人找医生,不就是要治病的吗,哪有不治的道理?

话虽这么说,可在有些情况下,医生还真的很纠结,治还是不治?

这样的情况不是没有,还真有,可能每一个医生都遇见过,特别是现在的医生,在医疗环境较为复杂的情况下,不时会被这个问题所困扰。

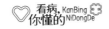

医生可选择不治

在古代,就有"六不治"和"十不治"的说法。不过,古人说的不治与我说的不治还不完全一样,有相同的地方,但更多的是不同。

"六不治"最早出现在《史记·扁鹊仓公列传》中,"医仙"扁鹊说:"人之所病,病疾多;而医之所病,病道少。故病有六不治:骄恣不论于理,一不治也;轻身重财,二不治也;衣食不能适,三不治也;阴阳并,脏气不定,四不治也;形羸不能服药,五不治也;信巫不信医,六不治也。有此一者,则重难治也。"

在这里,我就按我的理解,对"六不治"逐一予以解释。

"骄恣不论于理,一不治也。"就是不明事理的,蛮不讲理的,不可理喻的,这样的一类"怪人",其实也不能算是怪人,估计扁鹊在提醒,脾气不好容易生病,如果不调整好心态,管不住自己的情绪,医生也无能为力。

"轻身重财,二不治也。""轻身重财"在当今社会不少见,就是要钱不要命,拼命工作,透支健康。这种情况,在扁鹊看来就很难治。不过,这种病人倒情有可原,有的是为了生存,应该值得同情,希望医生能治则治。

"衣食不能适,三不治也。"这说的是衣食住行对人体健康的影响,如果穿衣不适,吃喝无节制,养成不健康的生活方式,人就离疾病不远了。这类人必须改变生活方式,顺势而为,只有这样,才能减少疾病的发生。

"阴阳并,藏气不定,四不治也。"没有学过中医的,这句话就不好理解。其实,扁鹊是在说另一类疾病,那就是精神疾病。人一旦患了精神疾病,就不好治了,这与现代医学不谋而合,精神病不但难治,即使治好了，也容易复发。

"形羸不能服药，五不治也。"无病先防，有病即治，不要等生了病，或者小病不治，小病养成了大病，演变成了重病，才想到看医生，这时就来不及了，也就是说为时已晚，治疗就困难了，甚至无可救药了。

"信巫不信医，六不治也。"有了病，要相信科学，相信医生。如果相信迷信思想，有病不就医，不吃药，最后耽误病情，失去了最佳治疗时机，即使亡羊补牢，也可能为时已晚，最终害的是自己。

前面的三种不治，说的是发病原因，不良心态、过度劳累、不健康生活方式，这些都容易导致疾病，如果不消除发病原因，治疗就难以保证效果，甚至治了也白治。第四种不治说的是一类难治疾病——精神病。第五种不治说的是防病治病的原则，要未病先防，有病早治。第六种不治说的是对待疾病的态度，要相信科学，信任医生。

这样看来，"医仙"扁鹊的确不是常人，"医仙"之誉名副其实！

"十不治"出现在《养生秘旨》中。这本奇书是清朝马齐所著。清朝有个"能吏"也叫马齐，身居高位，那他们是不是同一个人呢？我查了一些资料，没有找到相关证据，不过，我估计应该是。

马齐身历顺治、康熙、雍正、乾隆四朝，自康熙中叶起，他始终居于高位，其间任大学士累计三十载，成为清朝前期政治舞台上的一棵常青树。

古代读书人目的明确。入朝做官如果不成，就当医生、做教师，像蒲松龄那样开茶馆、当作家的也算是奇葩。如果按此逻辑，《养生秘旨》是当官人所著的可能性大。如果是普通人所著的，肯定早被炒作，成为励志典范。

马齐是三朝重臣，官场上的不倒翁。在官场上能长期混下去，还能升迁快的，一般脾气要好，否则干不了多久。像海瑞那种刚直不阿的，就很难在官场上混。海瑞几起几落，真正当官的时间并不长，被重用的时间就更短，如果他不是名气大，领导懒得惹他，恐怕下场会很惨。

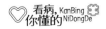

一般脾气好的,如果还会养生,就会长寿。马齐活了87岁,也算是高寿,这可能与他心态良好、懂得保健养生不无关系。

我在百度上搜寻时,还发现了一个问题,马齐的名字有点乱,当官的、出书的都出现了另一个名字马奇,出书的马齐或者马奇除了《养生秘旨》外就没有其他的相关记载,这正好能说明他们可能就是同一个人。

所以,从专业的、历史的、逻辑的角度看,马齐就是马奇,当大官的和出奇书的应该为同一个人。

我们再来看看"十不治":操欲惘淫,不自珍重,一也;窘若拘囚,无潇洒之趣,二也;怨天尤人,广生烦恼,三也;今日预愁明日,一年常计百年,四也;室人聒噪,耳目尽成荆棘,五也;听信巫师祷塞,广行杀戮,六也;寝兴不适,饮食无度,七也;讳疾忌医,使虚实寒热妄投,八也;多服汤药而涤肠胃,元气渐耗,九也;以死为苦,然后以六亲眷属常生难割舍之想,十也。

马齐的"十不治"还真没跳出扁鹊"六不治"的圈子,但的确有所发展,有所丰富。对"十不治",我还是按照我自己的理解,略加解释,读者就可能更明白了。

一是欲望太多,不知自爱;二是封闭自己,毫无乐趣;三是自寻烦恼,庸人自扰;四是杞人忧天,胡思乱想;五是家有恶妻,不胜其烦;六是痴迷迷信,不信科学;七是饮食无节,起居无常;八是讳疾忌医,胡乱就医;九是滥用药物,耗损元气;十是惧怕死亡,患得患失。

我们再对"十不治"进行分类,其中的第一、二、三、四、十共5种不治,属于典型的心态、心理问题,可见好的心态有多重要,难怪不少人认为,90%以上的疾病都涉及心理问题。

第五种不治则属于家庭问题,家庭不和睦、不和谐,也会影响到健康。我们经常听到这样的话,"他的病都是被老婆气出来的",可见找个好老婆有多重要。当然,这是对男人说的,而对女人来讲,找个好老公同样重要。

第六、八、九共 3 种不治，属于就医的方法问题。要相信科学，理性就医。

第七种不治属于病因问题。养成健康生活方式，摒弃生活陋习，可以有效预防疾病，也有助于疾病的治疗和康复。

我在研究"六不治"和"十不治"时，就一直在想，有果就必有因，古人们搞几不治，是必然有其原因的。

首先，是古代的医生牛气、霸气吗？

古代的医生大都是读书人出身，接受的是儒家教育。这些先生都是大爱大仁之人，哪有见病不治、见死不救的？这点好像解释不通。

那么，他们是在劝诫病人吗？

医生治病，病人看病，是外因和内因的关系，起关键作用的是病人这个内因。医生对病人提出要求，病人要积极配合，否则被列入不治的黑名单，那就算神医再世也救不了！这点应该靠谱。

还有，他们可能是在自保吗？

古代医生强调医德的重要性，对待患者讲究一个"仁"。但是即便医术再高明，职业修养再高，也不可能杜绝医疗风险。出现医疗风险也很糟糕，甚至有牢狱之灾。为了尽量减少麻烦，古代医生十分注重自我保护。

除了这点，还有一个原因。

《黄帝内经·素问》说，"上医治国，中医治人，下医治病"。虽说将治病的称为下医，但事实上古代对行医者的要求十分苛刻：十患全愈者为良医，十患不愈一二者为庸医，十患不愈三四者吊销行医资格。

这就厉害了！我本是读书人，求取功名利禄不成，只好委屈自己当了医生，说到底也是混口饭吃，现在你还不配合治疗，一身的坏毛病，都像你这样，我都治不好，不仅丢了饭碗，还坏了一世英名，那还不如不蹚

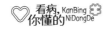

这浑水，干脆就不治！

真不知道治不治

古代的病人一旦被列入不治之列，医生就真可以不治，病人也无可奈何。可现在就不行了，你不治，就是推诿，病人就可以投诉你，让你吃不了兜着走。

不过，也有另类的医生，上有政策，下有对策，自己有自己的办法，我的一个哥们儿就有这样的本事。

这个哥们儿就跟我讲，他活得特潇洒，按时上班，按时下班，下班后关掉手机，享受自己的生活，让你找不着，遇到难缠的病人、难治的病人、危重的病人，就尽快打发走。

哥们儿，你这病可不轻，关键是可能留下后遗症，那就麻烦大了！

医生，真是这样吗？

那可不，千万别掉以轻心。你们也看到了，我们这儿条件确实有点差，水平也一般，就怕耽误了你的病。当然，这个请你们放心，我们一定会尽心尽力的。

有那么危险吗？

还真不好说，我们也不希望有危险，但各方面条件在那儿摆着，尽力而为吧！

医生，那，那怎么办啊？

怎么办？再怎么办也不能耽误你的病不是？

你是说……？

还是你们自己拿主意吧。不过，我们这儿附近不是有家大医院吗？知道吧，条件不错，技术很好，治疗你这病应该没问题的。

是吧，那我还是转院吧！

病人就这样走了，被哥们儿吓唬走了。

我这哥们儿常说，我惹不起你还躲不起你？你另请高明！爷还真不伺候了，你能怎么着？

不过，像我这位哥们儿一样的医生还是很少的，大多数医生是不会这么干的，但内心的纠结却是有的。

那么，在治与不治的问题上，现在的医生到底纠结什么呢？

这就有点复杂了。那我就尽量把复杂的问题简单化，把这样的情况分为两种：一种是病人有治疗价值的情况，另一种是病人无治疗价值的情况。

那什么是有治疗价值的呢？那些能够完全治愈、能够控制病情、能够延长生命、能够减轻痛苦的病人是有治疗价值的。

于是，问题来了，像以上这些情况，当然有治疗的价值，应该毫不犹豫地去选择治疗。可有时却不是这样，让你陷于治与不治的困惑中。

这是好些年前的事，一位老农民，其实也不老，就五六十岁的样子，只是看上去老点，患有冠心病，应该很严重了，不然也不会大老远跑到省城大医院来看病。

例行的检查都做了，专家一看，好家伙，冠状动脉堵塞了90%多，随时可能出问题，必须放支架，或者做冠状动脉搭桥手术。

医生，那需要好多钱吧？

至少几万块。

那我不治了！

不治？那你可注意了，随时要命的。

不是这位农民大哥不怕死，他是没钱，好不容易东拼西凑的一两千块钱，在门诊就用完了，哪还有钱住院手术？那时候，还没有新农合之类的医保。

这位医生就纠结了，病人应该治疗啊，怎么能不治呢？！但人家就没

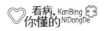

钱,医生总不能自己掏腰包吧！再说,也不是一个两个这样的病人,这些钱医生掏得起吗？管得完吗？

唉,那就只好不治了！

关键是你想治也没法治呀！

有治疗价值,本应该积极治疗,但病人不愿意治,有的是没钱,有的还可能有其他原因,反正是病人不愿意治。当然,医生要设法帮助病人,尽力让病人得到治疗,可有时医生也无奈,只好尊重病人意愿。

如果遇到这样的病人,医生不只是觉得可惜,心里还很不好受,能纠结好一阵子。

类似这样的病,诊断明确,治疗有效,可病人不愿意治,让医生纠结;还有一些病,诊断明确,病人家属也愿意治,可医生为什么还是纠结呢？

在节假日,如果你去医院,特别是眼科比较好的医院,留心一下,在小儿眼科门诊,往往人山人海,来看眼病的小孩特别多,大多数是来看弱视、近视、远视的。

在我儿子八九岁的时候,我发现他的眼睛不正常,看书写字时眼睛很费劲。就这么一个宝贝儿子,眼睛出了问题,当然要去看医生。一检查,弱视加远视,需要治疗。

这下我们就与眼科结缘了,每个月都要带着儿子去医院复查,三番五次地,就认识了一位眼科专家,很快就成为好朋友、好哥们儿,几乎无话不谈。

去医院多了,每次见到那么多"小眼镜",就感觉到有些问题。我记得小时候,在我们老家,在我上学的小学、初中,基本上没有戴眼镜的,可现在为什么这么多"小眼镜"呢？

哥们儿,你说说看,眼睛有毛病的孩子为什么这么多呢？我怎么觉得我小时候不是这样的,也没听说过谁的眼睛有毛病呀。

那不一样！现在的家长不一样,医疗条件不一样,孩子的眼睛有毛病能够及时发现、及时治疗。

那我们小时候，为什么眼睛都没毛病呢？

只是没被发现。

那后来长大了，也很少发现谁的眼睛有毛病呀。

那是长好了！随着年龄的增长、身体的发育，许多孩子的视力慢慢就恢复正常了。

这正常吗？我看是你们吃饱了没事干，折腾孩子吧！

也不是，有的不治疗就真会出问题，影响今后的学习、工作和生活。

也就是说，许多孩子不治也会好，但确实有一些不治就好不了，是这样的吧？

的确如此。

你们这是典型的"宁可错杀一千，也不放过一个"啊！这不是过度医疗吗？

哥们儿，你这当记者的眼睛就是毒，我也觉得有过度治疗的嫌疑。不过，依据现有的水平，我们真说不准谁的眼睛不用治，谁的眼睛必须治，那你说怎么办？

哦，是有点纠结。

真相就是这样！你说说，你们家公子的眼睛是治还是不治？

治，治，当然要治！必须得治！

你说治，可我们医生也纠结啊，真的是许多孩子的眼睛不需要治。

治也纠结，不治也纠结，像这样的病还有一些，比如说小儿脑瘫，治疗这种病的小儿康复科是越开越多，越办越红火。

毫无疑问，小儿脑瘫病人确实多了。原因很多，如果让我来总结，主要有两点：一是环境的变化，二是技术的进步。

环境的变化包括自然环境和社会环境的变化。一方面，自然资源的过度开发，工业化的快速发展，大气的严重污染，人类赖以生存的自然环

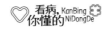

境发生了很大的变化;另一方面,科技的发展日新月异,信息化的浪潮汹涌澎湃,工作的压力与日俱增,人类赖以生存的社会环境也发生了巨变。

这样说吧,环境的变化,弄得人不像人,鬼不像鬼,男人不像男人,女人不像女人,想怀孕的怀不上,怀上的孕育不好,生出孩儿来养不好。

就这样,孩子有了,毛病多了。

试管婴儿、早产儿、难产儿、还没出生就中毒的孩儿,说句遭人骂的话,就是原来不可能怀孕的,现在好多都可以怀孕了;原来一些活不了的小孩,现在都成活了。

这是科技进步的结果,按理说,当然是好事,但也有问题。这种现象与生物进化论的观点相悖,不符合优胜劣汰的原则,所以这些小孩中许多都出问题了。

好不容易怀上的小孩,好不容易生出来的小孩,好不容易在暖箱里活过来的小孩,一旦有问题,当然要治疗,很多家长是不惜代价地去治疗。没有别的原因,毕竟是自己的孩子,还是来之不易的孩子,以后能不能再要一个是个大问号。

那么,怎么判断孩子有毛病呢? 这个问题很专业,得有比较客观的评价标准。当然这个标准一定是许多专家一起商讨制定的。在此我们不讨论专业问题,但可以肯定的是,这个标准一定较为宽松。

为什么标准要宽松? 这个很好理解。

如果标准严格,诊断是正常的孩子,但后来发现不正常了,失去了最佳的治疗时机,这个责任谁负? 所以,这个诊断标准还不如宽松些。再说,其中的许多治疗对孩子的健康并没有太大的危害,无非是多花点钱。钱是什么东西,比起健康和生命,浪费点钱算什么。

于是,许多医院的标准是越来越宽松,诊断有问题的孩子也越来越多。这种专科,风险小,技术含量不高,利润空间大,还不愁没病人,当然备受医院青睐。因此,开设小儿康复专科的医院也越来越多,床位也是不断增加,即使这样,许多医院还是一床难求。

就这样,小儿康复科的医生可能就纠结了,特别是那些在标准边缘徘徊的孩子,是诊断他们有问题还是没问题,不好下笔决定。

因为一旦决定,就要给家长带来三重的压力:不菲的医疗费用,陪护所需的大量时间,更多的是心理上的压力。

站在道德的制高点上,我们有良知的医生能不发愁?

不治也可能就是治

当然,这些有治疗价值的疾病,医生的纠结还是有限的。可能有的医生一直纠结,可能一部分医生慢慢习惯了,就不那么纠结了。只要病人的病治了,没有损害到健康和生命,至于是不是被冤枉治疗、过度治疗,有时还真没那么可怕。

最可怕的是那些没有治疗价值的疾病,根本就治不好,病人也活不了多久,如果治疗,不但花冤枉钱,还给病人带来更多痛苦,造成生存质量下降,倒不如吃点喝点,出去玩玩,享受一下旅行的快乐,说不定还能多活几天,甚至可能出现奇迹,病人的病莫名地好了这样的低概率事件还真的有。

美国教授威斯里是南佛罗里达大学健康科学研究中心首席科学家,毕业于华盛顿大学生化系。在大学里,他有两个好兄弟,物理系的詹姆斯和法律系的韦德。

不是一个系的,还能成为好兄弟,很大的可能是老乡、"球友"。不错,他们都是校篮球队的,还是核心队员,在一次又一次的携手拼杀中,结下了深厚的友谊,成了铁哥们儿。

毕业了,三兄弟各奔东西,在 5 年里相继成家,除了韦德和妻子安妮是丁克家庭,威斯里和詹姆斯各有了一群孩子。

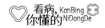

　　家庭的琐事、工作的压力，使得三个好兄弟相聚的次数越来越少，慢慢地，几近断了联系。

　　22年后的一天，威斯里先后听到了两个不幸的消息：一是韦德患了严重的冠心病；二是詹姆斯被检查出直肠癌，还是晚期，两人都已没有太大的治疗价值。更为不幸的是，韦德的妻子安妮不久也被确诊患有乳腺癌，也是晚期。

　　威斯里的眼泪差点落下来，立刻前往华盛顿看望詹姆斯，随后又赶往伦敦看望韦德夫妇。这是昔日在篮球场上叱咤风云的队友吗？难道他们的生命之光在正值壮年就熄灭吗？威斯里心痛不已。

　　不行，我是医生，是科学家，我要尽自己最大的努力，挽救老同学的生命。

　　威斯里首先建议韦德，用他发明的一种新药治疗，这种药物应该对冠心病有特效。没想到的是，韦德竟然一口拒绝了。

　　我不治！

　　为什么？

　　我老婆你能治好吗？没有了老婆，我活着还有什么意义呢？

　　估计韦德的老婆听了，当场就热泪盈眶。估计女同胞们看到这里，鼻子也发酸。太感动了！谁说这世界上没有真正的爱情，真有呀，这不就是活生生的例子吗？

　　威斯里无可奈何，在感动和遗憾中道别。

　　行将离去之人，还有很多事要做，韦德和安妮列出了死前要做的50件事，准备用3个月的时间去一一完成。因为医生预测，他们只剩下3个月的时间。

　　很快两个月过去了，他们只剩下最后一个心愿了，用最后一个月的时间，周游世界。

　　世界多大啊，一个月的时间显然不够用，所以先要规划好。

专业人做专业事。于是,他们就找到旅行社,慷慨拿出 4 万英镑,条件只有一个,你们别限制时间,我们玩到哪儿算哪儿,截止时间就是我们其中的一个离去。

什么,4 万英镑?这对旅行社来说是个大买卖。但是,如果不限时间,你们要玩上个十年八年的,我们还不得亏死。旅行社可不傻。

我们就剩下一个月的时间了,你们看着办吧,这个单子,你们爱接不接。

旅行社不想失掉这单大生意,就去调查,一了解,还真是这样。这买卖太划算了。4 万英镑至少能玩 1 年,还是最豪华的标准,这买卖太划算了。

好吧,女士和先生太让我们感动了,你们就随便玩吧,还谈什么钱。旅行社就装傻,说得很好听、很动听,心里却在偷着乐。

世界之大,没想到这么大!世界之美,没想到这么美!

韦德和安妮陶醉在旅行的快乐中,忘记了时间,忘记了疾病,就像两个贪玩的孩子,几乎把什么都忘了。

还是花开两朵,各表一枝。

当时,韦德也动员詹姆斯一起出去旅行,但被威斯里拦住了。

你抽什么风?韦德他们两口子是吃饱了一家不愁,你有老婆孩子,还是好好治疗吧,说不定还能多活几年。

能用的方法都用了,连还未在人身上试验的新方法也用了,威斯里使出浑身解数,也未能阻止詹姆斯身上癌细胞的扩散,詹姆斯遗憾地离开了人世。不过,威斯里的努力也确有成效,詹姆斯比当初预计的多活了一年多。

在一年多的时间里,韦德和安妮音信全无。威斯里悲哀地认为,他们可能早已不在人世,做了孤魂野鬼。

一天,威斯里突然接到一个电话,正好是距离韦德夫妇开始旅行后

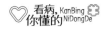

的一年半时间。

你是谁? 韦德? 不会是见鬼了吧!

的确是韦德,他们的旅行结束了,是自己终止的协议。

安妮的肿瘤消失了,韦德的冠心病处在没有危险的稳定期!

他们实在不好意思,如果按照协议继续旅行,估计旅行社真的要倒闭,按照他们现在的身体状况,估计一二十年都死不了!

韦德和安妮创造了奇迹!

这故事是真是假我真不知道,不过这故事流传了好多年,如果用科学来解释,绝大多数专家认为是自愈。

类似这样的故事还不少。有的病人已被医生判了"死刑",还真有被治好的。我们不时听到这样规劝病人的话,千万别放弃,一定要有信心,那谁谁谁不也是这病吗? 现在不是好好的吗?

依我的看法,得了绝症,还是能出现奇迹的,大概有这么几种情况,请不要先抬杠,容我往下说,说完了,估计你也觉得有点道理,错不到哪儿去。

一是自愈。就像韦德和安妮夫妇,还有前面提到的那位农民大哥,冠脉几乎完全堵塞的那一位,也没怎么治疗,可过了 10 多年后,这位大哥又来到了医院,没有急着见医生,那在干什么呢?

这位农民大哥很有意思,先是围着院区,踏踏实实地跑了 3 圈,估计有个三四千米,然后气喘吁吁地来见以前的接诊医生。

医生当然不认识农民大哥了。每天看那么多病人,不可能都记住。不过,农民大哥一提起 10 多年前的事,医生还是想起来了。

哦,想起来了。病好了?

医生,我先围着医院跑了 3 圈,看看还需要再检查不?

不用,不用! 你这年龄,70 多岁了吧,能跑几千米跟没事一样,心脏应该没问题。

　　这位农民大哥笑了。他不是来示威的，只是想证明什么，但又不知道要证明什么。

　　此时此刻，这位农民大哥很高兴，觉得自己赢了！

　　这位农民大哥和韦德都患有冠心病，还很严重，随时可能有生命危险，但都没怎么用药物治疗，病情却慢慢稳定，至少暂时没危险。不管怎么解释，他们的病没有经过系统治疗，就已明显好转，那么最好的解释就是自愈。

　　如果用专家的话说，就是建立了侧支循环。就像河里流水，有一段堵塞了，水还是要往下流，现在河床堵塞了，水就要从旁边流，开始不是河，慢慢就成了新河沟，就像黄河一样，因为泥沙淤积，河床不知道改了多少次道。

　　疾病的自愈绝不是小概率事件，可以说，大多数疾病是可以自愈的。但一定要看是什么病，如果得了绝症，病入膏肓，自愈的可能性就很渺茫了。自愈是可遇不可求的，甚至可以说是运气。

　　不过，患了绝症，绝处逢生的，真的还需要运气。

　　这也是我要说的第二点：运气。

　　运气本来就是说不清的东西，但它确实存在，我就曾报道过这样一件事。

　　有一位农民兄弟遭遇车祸，头部被撞伤，成了植物人，就是医学上说的脑死亡。

　　这位农民兄弟家庭不宽裕，没有那么多钱一直住院治疗。家属只好把病人拉回家里，躺在自家的床上。说句不好听的话，就是等病人咽下最后一口气。

　　但这位农民兄弟生命力顽强，在床上一躺就是一年多，不好也不坏，看上去一时半会儿还真死不了。

　　这天，家里改善生活，买了一斤多排骨，用电饭煲炖。汤一烧开，满屋弥漫着肉香味。

可能是家里好长时间没见过肉，闻到肉香味，大家都很兴奋，不知是谁一不小心，绊着了插座电线，电饭煲一下子翻了。

要说，翻了就翻了呗，大不了不吃肉。可电饭煲放的太不是地方，就在病人的床头柜上，一锅肉汤全部浇在了病人身上。

唉，真是祸不单行！病人再添新伤，只好赶紧送病人去医院治疗烫伤。

到了医院，医生开始为病人治疗烫伤，可令人意外的是，病人突然苏醒了！

一家人那个激动啊！一个活死人，躺在家里一年多，不知是因为烫伤还是闻到了肉香，突然就醒了，一家人高兴得嗨翻了天。

不知道这是不是运气？

2004年4月《英国医学杂志》刊登过一篇文章，说有些病的治疗，如果没有确凿的证据说明有效，也许不治疗更好，也许最好的方法就是不去治疗！

最可怕的是误治

运气好的自愈当然皆大欢喜，是大好事，那么我要说的第三点就有点沉重了，不仅不是好事，甚至非常可怕。不仅病人始终蒙在鼓里，到死都不知道，甚至连医生本人可能也不知情。

这第三点就是误诊。

我说的"误诊"跟平常说的"误诊"还不完全一样。有些案例是你听说过的，有些是你闻所未闻的，不可思议，让人非常震惊。

"波子哥"曾说过，在中国，门诊的误诊率是50%，住院的误诊率是30%。话一出口，立即引起了轩然大波，目前的设备这么先进，医生的技术这么高超,绝对不可能! 中国的误诊率没这么高!

"波子哥"的真名叫廖新波,曾担任过广东省卫生计生委副主任,正厅级巡视员,因为敢说真话、敢说实话,成为"网红"。

在官员中,很少有像"波子哥"这样的。反正我是特佩服这样的官员,好多老百姓也喜欢这样的官员。

有人喜欢,就有人不喜欢。

"波子哥",你是不是搞错了? 廖新波,你是不是又在胡说?

至于误诊率有多高,我不想查,如果查的话,肯定有不同的数据;即使是所谓的权威数据,也不一定准确,或者说肯定不准确。那又是为什么呢?

这些数据是医院提供的吧,医院的数据是医生提供的吧,医生的数据可信度有多高呢?

当然不高。

医生误诊了,如果在治疗过程中一直是误诊,医生当然不知道。如果这期间发现了,医生才知道误诊了。即使如此,医生也可能不上报:我老是误诊,多没水平,万一病人知道了,就可能引起纠纷,甚至出现医闹,干脆就糊弄一下,不上报了。

在此,我要说明的是,上报与否,对病人的治疗和预后一般不会产生很大的影响,这是为什么呢?

前面我已经说过,大多数疾病我们还没完全搞清楚,或者说治不好。但在治疗上,我们基本上是对症治疗,一般症状明显的,比如发热、咳嗽、疼痛、浮肿、血压高等,不管是什么病,治疗都是让症状减轻,只要症状消除了,疾病也就基本痊愈了。

由此可见,误诊也没那么可怕。关键是医生不是神仙,总有判断失误的时候;设备是机器,也有出问题的时候。从这些方面看,不误诊是相对的,误诊是绝对的。

全国误诊误治研究会副主任纪小龙先生说："医生自古就是令人崇敬的职业，然而从扁鹊、华佗至今，天下没有不失误的神医。30多年当医生的经历清楚地告诉我自己，小医生出小错，大医生出大错。"

话说阎王的母亲得了病，就差判官去寻找医生，当然是找好医生。判官找了很久，也没找到，因为判官发现，每个医生的身后，都站着很多因误诊而死亡的鬼魂。

判官并非浪得虚名，眼睛很毒，后来就看见有一个医生，背后只站着一个鬼魂。

对了，这一定是个名医，就把他请去给太后看病。

没想到的是，太后吃了这位医生的药后，病不但没好，反而重了。

于是，阎王大发雷霆，大骂判官无用：你小子胆子也太大了，竟敢糊弄领导。

判官觉得很冤枉：我请的这个医生没问题呀！

没问题？没问题个屁！

领导，您仔细看看，其他医生的背后都站着很多因误诊而死亡的鬼魂，而这位医生的背后只站着一个，这说明他误诊最少，所以是最好的。

这小子说得有点道理啊！阎王竟无言以对。

没办法，领导只好换人。于是，阎王派了另一个判官去调查。这一调查，发现一个天大的"秘密"，这医生只看过一个病人。

这老兄只看了一个病人，就把人治死了！

阎王哭笑不得！

其实，误诊并不可怕，那可怕的是什么？

最可怕的是误治。

诊断的目的是治疗，诊断错了，治疗方法对了，也就是歪打正着，也不会影响结果。把病治好了，医疗的目的就达到了。如果是误治，小病治成大病，大病治成重病，重病治得命没了，那就太可怕了！

在医院里,病理科的医生很不好干。为什么呢? 因为病理科医生大笔一挥,就可以决定你是手术还是不手术,切除还是不切除。

想想看,这有多么厉害!

肯定有人问,你让病理科医生认真一点,仔细一点,看清楚一点不就妥了?

可实际上没那么简单,即使在显微镜下,医生还是用肉眼看的,用脑子思考判断的。任何事都没那么绝对,不是一加一等于二那么简单。

有时候,病人躺在手术台上,手术医生就等着病理科医生的一句话,"切"还是"不切"。而病理科的医生还在举棋不定,肿瘤有点像恶性的又有点不像,你说纠结不纠结?

如果诊断是恶性的,当然马上彻底地切除,不但把瘤子切了,还要把周边的组织、淋巴结之类的彻底清扫干净。之后,还有化疗、放疗之类的,病人即使能挺过去、活下来,基本上一辈子都不得安宁。

可是,可是,可是要是这个诊断是错误的呢? 病人和家属有可能一辈子蒙在鼓里,连医生也未必知道。

不可能吧? 肯定有人提出疑问,还有这样的事?

你还真不要与我争论,我们也没必要藏着掖着,医学的发展水平目前就这样! 这绝不是揭露行业内幕的问题,也绝不是医生不负责任的问题。

其实,医生也很无奈,很纠结,很痛苦,甚至有时在受良心的谴责。

我有一位在病理科当主任的同学,整天战战兢兢、神经分分的,连说话都轻声细语、小心翼翼的,曾有不止一个同学问我那小子是不是精神出毛病啦。

职业病呗!

其实,我有一句话没说,那小子离精神病不远了。

他的家人亲戚、同学朋友,就是他觉得关系重要的人,如果是这些人病了,要做病理检查,要出他们的病理报告,他都不敢亲自看片子,都是让别的医生看。

他曾对我说,你不知道,我内心有多痛苦,就害怕是那个结果,是我自己看出来的,还得自己写出报告。

其实,我还在想,他可能还有更怕的,如果判断失误,还是自己人,像他这样一位严谨、忠厚、善良的人,一旦诊断错了,就直接导致治疗错误,那心里该有多内疚、多痛苦啊!

也许有人不理解,我却深深地理解。

美国精神病学会公布的一项研究结果显示,美国医生自杀率正在飙升。

该研究指出,在美国,每天至少有 1 名医生自杀身亡。每年因自杀去世的医生有三四百名,其数量相当于一所医学院的临床方向医学生。此外,该研究经比较发现,医生的自杀率(28~40 人/10 万人)是所有职业人群中最高的,更是普通人的 2 倍多。

我们只看到了医生表面的风光,绝对没有想到,医生这个职业面临着常人难以想象的压力!

今天,人们在不断追求更高、更优质的医疗服务,可医生工作的超负荷、竞争压力大、医患纠纷、暴力事件频发等问题,无时不在影响甚至摧残医生的身心健康。

对医生好点,就是对自己好,就是对自己的健康和生命负责任!

三、能不能不闹

一说到闹,医生们都很敏感,都很纠结,都很紧张:是不是又有医闹了？

如果要说烦恼和忧愁，医生们最怕的是医闹！

医患应该是志同道合的朋友，是一个战壕里的战友，如果说出现点误会，有了矛盾，甚至产生纠纷，也属于正常。就跟我们平时一样，同事之间的矛盾，朋友之间的隔阂，甚至夫妻之间的问题，都属于正常。

毕竟矛盾是客观存在的，是无处不在的。

误会、矛盾，甚至纠纷，只要及时沟通，妥善解决，就没有那么可怕。

怎么解决？

那就是"理"字当先，讲清道理，相互理解，往往能化干戈为玉帛，相逢一笑泯恩仇。

可事情没那么简单。医患之间的问题复杂化了，吵吵闹闹成了小儿科；在医院设灵堂、摆花圈，逼医务人员为死者下跪，打砸医院的场面也不鲜见；甚至令一个又一个的"白大褂"被鲜血浸染、悲愤地离去的伤医事件也时有发生。

这是怎么啦？

我的理想很丰满

在我的记忆里，医生这个职业是多么神圣，是多么受人尊重！我小时候的远大理想：一是当医生，二是当教师。

为什么第一理想是当医生呢？

一是我觉得医生无比神秘！

医生能够看病，能够救命，实在是太有学问了，太有本事了，太厉害了！我要是当了医生，能够妙手回春，药到病除，有那么大能耐，那我有事没事就在街上走，反正街也不太长，来回就百十米，一定要昂首挺胸，目不斜视，赢来无数羡慕的目光，那有多么神气啊！

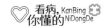

二是我觉得医生无比受人尊重！

那时,在我们那地方,许多农民都吃不饱饭,但医生是不愁吃喝的,自留地里的菜,园子里的水果,一采摘下来,就有人去给诊所的医生送去,让他们尝尝鲜;还有一些经常找医生的,出手大方的,甚至给医生送"大礼"。我就亲眼看见我的父亲,提着一篮子鸡蛋和挂面,送到了卫生院,送给了一位医生。

鸡蛋多好吃啊！小时候,我在吃的方面最大的梦想是,就着白糖,一次吃上 10 个荷包蛋,外加一个整个的咸鸭蛋,我有限的吃的几次咸鸭蛋,还都是被切成块的。一个咸鸭蛋切成几块,分给一家人,家里人多,一人只能一块,有时大人还吃不上,要是一次能吃一整个,那是多么奢侈的事啊！

有一位医生,尽管年轻,但人家是下放的大学生,知识分子啊,关键是看病非常的厉害！这么说吧,我们那儿方圆几十里地,无论是谁,无论什么病,只要送到他那儿,就一句话,能治还是不能治,病人和家属都服服帖帖,无条件地服从。

我小时候生病住院,就是这位医生治好的。他医术高明,大家奉若神明,但脾气也大,看到哪位病人不遵医嘱,或者病人亲属不守规矩,劈头盖脸就是一通训斥,尽管不是脏话,但相当地难听。可奇怪的是,无论是病人还是亲属,都连连称是,连大气都不敢出。

我们隔壁村有个中心诊所,是卫生院的派出机构,共有三名医生,一位帅哥,两位美女,年纪大点的资深美女曾是我们村的赤脚医生,端庄富态。

我最喜欢有事没事混进诊所里,还真不是为了看那位胖女医生,那看谁呢？当然还有更好看的。

在诊所里,还有一位年轻的女医生,估计 20 多岁,不胖不瘦,不高不低,瓜子脸,白皮肤,是真好看！

有多好看？在我的记忆里，就是好看。这么说吧，反正我就没见过这么好看的女人。

说起来有点意思，那时候我也就八九岁，还没到青春期，就喜欢看漂亮女人，还不敢面对面看，只能远远地看、偷偷地看。看的时候，心里就像有只小鹿在碰撞，小心脏怦怦怦地乱跳。

当然，我的童年不可能有那样的幸福，能够天天看美人，看美人只是抽空的事，我还要坐在教室里，回答老师的问题。

同学们，你们的远大理想是什么？

轮到我回答时，每次都是毫不犹豫地回答：老师，我的远大理想是当医生！

为什么？

当医生能救死扶伤，实行革命的人道主义。

很好！请坐下。

每次，我的心里都是美滋滋的。

当了医生就能实现理想，能够名正言顺坐在诊所里，救死扶伤，实行革命的人道主义；还能实现梦想，可以天天看着美人，守着美人，说不定哪天就来了位小美人，就可能成为自己的媳妇，就再也不愁找不到媳妇了！

现在想想，这个远大理想有点不怎么纯粹，不怎么阳光，甚至非常猥琐。

但是，我是真喜欢医生！

今天的现实很骨感

我小时候，医生是真正地受人尊重，还是发自内心的。不像现在的医生，只是病人有病，希望医生帮助时，才会被感谢；等病人病好了，甚至

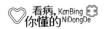

病情刚减轻,就开始挑医生的毛病了,不怎么待见医生了。

这种悄无声息的改变是从什么时候开始的呢?

我们翻翻皇历,掰着指头数数,大概是从 20 世纪 90 年代前后开始的。

那时,市场化的浪潮汹涌澎湃,各行各业都在市场化,企业在改制,企事业单位不再办"社会",单位里的医务所、医务室纷纷取消,职工有病上医院。

公费医疗没有了!

在农村,土地承包到户,乡镇和村办集体企业多数被拍卖,集体经济遭受重创。缺少集体经济的支撑,合作医疗办不成了,赤脚医生转行的转行,撤离的撤离,很少还有顽强坚守的,农民头疼脑热的大都要出村看病,而且还完全要自己掏腰包。

病人不得不挤到了医院,特别是城市中的大医院、综合医院、专科医院,承受了空前的压力。

来了这么多病人,原来的医院,原来的设备,原来的病床,原来的医生,一下子承受得了吗?

当然受不了!医生、设备、医院都受不了!

看病开始难了!

医院有困难当然要找上级领导。上级领导双手一摊:你们看见了吗?大家都在发展经济,不找市长找市场,有困难自己想办法!

其实,领导嘴上没说,心里却在想,修路、架桥、建房都需要钱,需要很多很多的钱,我哪还有闲钱建设医院,你们去找市场啊,去自己挣钱啊!自己有了钱,这些问题还算是问题?不都迎刃而解了吗?

那个时候,还真有人私下责怪卫生部门:你们不是医院的家长吗?你们要为医院说话啊!要为医院争取政策和资金啊!

卫生部门也很委屈,我比你们还着急、还纠结,可争取不来怎么办?

政策倒真争取来了。

在 6 年时间里，国务院在 1985 年、1989 年、1992 年批转及下发了 3 个文件，核心内容是：财政对公立医院补偿不足，需要放宽政策，鼓励医院多方集资，广开渠道，创收挣钱，发展医院。

允许有条件的单位和医务人员从事有偿业余服务，有条件的项目也可进行有偿超额劳动；一些优质服务项目，允许在收费上适当提高；利用新技术、新设备开展的医疗卫生服务项目，实行按成本（不含工资）收费。

政策鼓励医院挣钱了！

放权最大的一项是，公立医院可以自行管理、自主经营、自主支配财务收支，并决定本单位集体福利和奖励基金分配形式。

这就意味着，之前公立医院是不能发奖金的，现在可以有了，不仅有了，而且是医院自己决定。

这些政策怎么样？有说好的，有说不好的，见仁见智。

在此之前，公立医院哪有什么自主权，都是按部就班，循规蹈矩，坐等病人上门，收治病人多少，收病人多少费用，跟医院也关系不大。

新政推出后，政府松绑了，枷锁打开了，公立医院长期被束缚的手脚放开了，可以大显身手了。于是，公立医院开始八仙过海，各显神通。

以前，无论是大医院还是小医院，无论是上级医院还是下级医院，医生无论是什么职称、无论是什么资历，门诊挂号费一个标准；新政推出后，医院门诊挂号费按医院级别、按医生职称收取，上级医院、高级别医生可以高收费。

就像专家挂牌门诊一样，根据病人的特殊医疗需求，公立医院开设了诸多的特需诊疗服务，优质优价。比如特需单元，即提供全套特需服务的特需病房、高干病房、国际部等；特需技术，包括专家门诊、点名手术、加班手术等；特需服务，包括导医服务、全程护理、特别会诊等。

　　这些创收方式在一定程度上挤占了公共医疗资源，普通人看病需要付出更多的费用。同时，由于地方财政投入不足，因此允许基层医疗机构实行以药养医。于是，医疗机构通过提高药品价格来补偿收入，药品价格飞涨，新特药涌现，重复检查、乱检查、大处方屡见不鲜。

　　看病开始贵了！

　　拦河大坝一旦打开闸门，滔滔洪流奔腾而出，势不可挡。如果规划好了，上游泄洪了，压力减少了；下游能够承受，顺势而为，就可能各得其所，皆大欢喜。但是，如果控制不好，就真可成为洪水猛兽，淹没城乡，吞噬生灵，成为一场灾难。

　　记得我大学毕业刚进医院时，我就专门把母亲接到医院。一方面看看自己的工作单位；另一方面瞧瞧一些老毛病，尽点孝心。本来，就相当于体检，没想到，医生却建议做个 CT 检查。

　　20 世纪 90 年代，CT 还是很奢侈的检查，收费太高，一次都二三百块，差不多是我一个月的工资。

　　做还是不做？还真是有点犹豫不决。

　　至今，我还特别感谢我的老领导。当时，我还真没找领导，但领导知道了，主动伸出了援手，批了个"条子"，让我母亲免费做 CT 检查。

　　要知道，这是很有面子的事！

　　我至今记忆犹新，当我拿着"条子"，递到 CT 室主任手中时，他睁大了眼睛，很吃惊地看着我，兄弟，领导对你真好！咱们医院许多职工做检查，都得自掏腰包，领导真给你面子，竟然是全免！

　　当时，我刚毕业，就一普通的大学生，虽然在领导身边工作，但领导也犯不着这么特殊关照。我猜测，领导可能是看走眼了，认为我是个人才，将来必成大器；现在看来是大器晚成！

　　其实，在那个年代，医院管理还很不规范，自己职工免费做个检查什么的，还真不那么难。主任吃惊的原因有两方面：一是 CT 检查属于特殊检查,费用高,一般不会免费,像我这样刚毕业的学生,就更不可能!二是严格地说,这台 CT 还不完全算医院的,是职工们集资购买的,都是大家的血汗钱,领导当然不会乱批"条子"。

为什么是职工集资呢? 医院买不起! 一台 CT 少说也要二三百万元,政府已不再投资购买特殊检查设备了,医院一年的收入也就一两千万,要养活二三百人,根本没有太多的结余。

当然,是不是为了让职工多一条赚钱的渠道,我还真不知道。可能是,也可能不是,但我觉得这点并不重要。

那么,就不能不买吗? 当然不行!

当时,我们医院的领导特有思路、特有水平、特有魄力,一门心思就想把医院发展好。可一家省级医院,连一台 CT 都没有,还谈什么上规模、上档次、上水平!

有条件上,没有条件创造条件也要上。无论是白猫还是黑猫,抓到老鼠就是好猫。能把 CT 买回来,就是能力,就是水平。

CT 是装上了,但不是用医院的钱买的。既然是用大家的钱购买的,甚至是取出养老的钱,那么这台设备就必须发挥最大效益,也好给职工一个交代!

那时,医院的规模还不大,靠医院现有的病人检查,CT 自然吃不饱!于是,医院专门成立了一个营销小组,大概七八个人,专门四处"寻找"病人。

怎么找呢? 其实,还是在其他医院找,让周边医院的医生开检查单,让病人来我们医院检查。如果别的医院也有 CT 呢? 理由相当充分,我们的机器新、档次高、拍片清晰!

当然,还得有报酬,这是必须的,不然你说得再好,哪怕是天花乱坠,可能也没用。外院医生开的检查单,一个部位的检查回报开单医生 40 元。

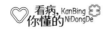

40元？真是40元！

这么说吧，40元，差不多是我一个月的奖金！据说有的医生一个月能领到提成上千元。仅这一项，个别医生的"私下"收入就是奖金的三四十倍！

说实话，在那个年代，在被逼无奈的情况下，公立医院的市场意识就是这样形成的！

这就有点矛盾了，似乎我在赞叹医院，替医院开脱。可事实上是，这次医疗改革，完全发端于当时的市场化浪潮，鼓励医院创收、允许药品加成，"堤内损失堤外补"，一切交给市场；但看病难、看病贵的问题浮出水面。

当时，国家有关部门就允许医院药品加成最高不超过15%，其初衷是把暗扣变成明扣；但多数公立医院走得太远、做得太过，对药品的批零加价太高。据国家发改委调查，那些年，全国医院药品加成平均达45%。

按当年价格计算，1989年至2002年，医疗费用的增长速度几乎是城市居民人均收入增长速度的一倍，是农村居民人均收入增长速度的两倍，老百姓切实感觉到看病难、看病贵了。

根据最具有权威性的第三次国家卫生服务调查的结果，在2003年，城乡医疗保障的覆盖情况是：公费劳保医疗占2.3%，合作医疗占8.0%，基本医疗保险占8.2%，商业保险占7.0%，其他社会医疗保险占10.0%。这意味着，城乡居民中有超过64.5%的没有任何医疗保障，寻求医疗服务时必须完全仰赖自费。

在这个时候，不只是医疗卫生，放开的还有教育、住房，这些事关老百姓切身利益的教育、就医、住房全部市场化，让老百姓切实感受到了教育、就医、住房的巨大压力。

两败俱伤的"医闹"

老百姓不满意了,就把怨气撒在医生身上。当然,也不能说我们的医生就没一点问题,医生也是人,在这样的形势下,有些医生也确实走得太远、做得太过,在某种程度上起到了推波助澜的作用。

以前,医生误诊了,出了点小意外,病人都能原谅;但现在不一样了,我们花了那么多钱,你们医生却不认真看病,还误诊了,不但没治好我们的病,还加重了病情,甚至造成人财两空,我们当然不答应。

于是,各种形形色色、千奇百怪的医疗纠纷出现了,开始是小打小闹,闹闹就过去了;然后是诉诸法律,病人与医院在法庭相见。

病人与医生这对并肩作战的战友,突然变成了"仇人",变成了"敌人"。

在这个时候,媒体也推波助澜,几乎全部站在病人的立场上,因为医院多挣钱、多强势啊! 病人花钱没买来健康,还买来了满肚子委屈,甚至是眼泪,他们多可怜、多弱势。作为媒体,就要铁肩担道义,要同情弱者,为弱者打抱不平。

似乎有点群情激愤,医生一时成为众矢之的,白衣天使变成了"白狼医生"!

就在一片老鼠过街人人喊打声中,医院的医疗官司多起来了,许多医院不得不成立专门机构处理,聘请专职律师,应对越来越多的医疗纠纷案件。

2002 年 4 月 1 日,《最高人民法院关于民事诉讼证据的若干规定》实施,其中的第四条第八项规定:因医疗行为引起的侵权诉讼,由医疗机构就医疗行为与损害结果之间不存在因果关系及不存在医疗过错承担举证责任。

这一规定意味着，一旦有了医疗纠纷，医院或医生被病人起诉后，如果医院认为自己没有责任，必须自己寻找证据，证明自己的清白，证明自己没有责任。

这样说吧，甲把乙告上法庭，说乙辱骂甲了。

法院受理了这一案件，并择期开庭了。

法官就问乙，甲说你辱骂他了，是不是这样？

乙说，没有啊，我没有骂甲。

法官说，你没骂？那你拿出你没骂的证据来。

乙有点奇怪，就问法官，甲说我辱骂他，那不得甲拿出证据吗？

法官傲慢地笑了，这你就不懂了，甲被骂，他受多大委屈，他多弱势，这个证据必须由你提供。

乙有点恼了，那我要是拿不出来证据呢？

法官爽朗地一笑，往椅背上一靠，一摊手，你拿不出你没骂的证据，那不就证明你骂了吗？

乙气得差点晕倒。

这个规定一实施，可以说是一石激起千层浪。

老百姓真的很认可，觉得很合理、很公平！

那是为什么呢？因为，医患双方不对等啊！病人弱势，还不懂医，维权太难了；医院有钱，有资源，证据还都在你们那儿，多容易找啊！

你们医院不举证谁举证？

医生和医院则很是担忧。

假如病人"过度维权"呢？事实上，这种担忧还真的出现了。

在处理医患纠纷中，病人的态度越来越不理性，有些甚至滥用患方权利，不顾事实真相，为获得高额赔偿，轻易提起诉讼，医院只能被动应对，耗费了大量的人力、物力、财力。

还有一点不容忽视，就是医疗机构存在举证不能。例如病人就诊前情况医生不掌握,病人的门诊病历、有关检查拒不交出,病人假冒他人姓名住院治疗等。

对于医疗机构来说,这些当然不公平。

当然,医生和医院也不能"坐以待毙",被动地采取了防御性医疗行为,过度检查、过度治疗,以治疗方案多样化供患者选择。这些无疑增加了病人就医成本,造成医疗费用持续高涨,加剧了看病难、看病贵。

令人担忧的还有,医生为了避免事故的出现,避免高风险性治疗,不敢轻易使用新技术,技术创新的积极性受挫;在医治手段上保守,在技术创新上谨慎,甚至连说话都小心翼翼,这些都无益于医学科学的进步与发展。

最为可怕的是,医生和医院开始选择病人,推诿病人,甚至是见死不救!

你们不是选择医生嘛,我们现在也选择病人,不好治的病,治疗有风险的病,遇到难缠的病人,我就告诉患者,我们的技术不行、条件有限,你另请高明。

遇到了更为特殊的急危重症病人,如果用常规的方法,病人必死无疑。对这类特殊的病人,就要用特殊的手段,可以加大用药量,可以冒险手术,可以用上新技术;但是,如果用药量超出了药典,手术突破了常规,新技术还没有被广泛认可,一旦病人出现意外,病人家属诉诸法律,医生是必败无疑!

还是算了吧,我们为什么要去冒这么大的风险呢?

我有一位小兄弟医生,看病很牛,病人很多,影响很大,叫好声一片。

有一天,我们吃饭喝酒,一高兴,喝高了。

小兄弟的话就多起来了,就有点激动。

老兄啊!别看兄弟现在表面风光,指不定哪一天兄弟就玩儿完了。

怎么啦?我吓了一跳,兄弟你没事吧?

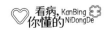

哥啊！兄弟有事啊,摊上大事了!

别,别,别!兄弟你别难受,将来真有什么事,家里的事请放心,不是还有这一帮兄弟们吗?

那就谢哥了!小兄弟一抱拳,大有壮士一去不复返的悲壮。

兄弟,你要是身体出问题了,咱们不都是医生嘛,想办法治呗。

哥,你想哪儿去了,我身体没事。

那是……? 哦,不该是药品回扣出问题啦?

我嘴上这么说,心里却在想,你一个天天开汤药的,又不是天天开新特药的,哪有什么回扣?

哥,看你想哪儿啦? 这不天天看病嘛。

是,是,是。

兄弟名气大了,找的人多了,好多病人都是跑了一圈医院,没办法啊,才想到了来看中医,才想到了来找你兄弟。

哦!

这说明什么?

你名气大呗!

哥,你说得不对!

说明这些病不好治! 不能用常规的方法!

有道理。

所以,别人不敢用的药我用了;不能超量的我超了,必须打破常规啊! 哥,你说对不对?

对,对,对!

哥,你又错了。这是不对的,会出大事的!

是吗? 有这么严重?

哥,比这严重得多! 好在兄弟把许许多多的病人治好了,要是有治死的,哪怕是一个,病人家属不愿意,一旦走法律程序,兄弟就玩儿完。

哦,我还真没想过。

哥,你说用药的标准是什么?

当然是药典。

药典是谁制定的?是人!许多用量是就低不就高,他们也害怕,一旦定高了,出了事故,他们就得负责任。

还真有点道理。

当然,普通病人可以正常用药,可找我的好多不是普通病人,如果按常规用药,必然没有效果!

小兄弟还在喋喋不休,我却陷入了沉思中。

"打打闹闹"何时休

话又说回来,患者和医生在法庭上见,遇到这样的病人还算是讲理、懂法的。可后来的情况是,遇到了纠纷,有患者去医院闹,挂条幅、堵大门、摆花圈、设灵堂,声势大、气势足,动静越大越好。

为什么会这样呢?效果好啊!打官司耗时、耗钱、耗力,更大的问题是结果不确定,弄不好还会败诉。闹闹多好,可以说是短、平、快,"小闹小赔,大闹大赔,不闹不赔"。只要一闹,肯定有收获,只是多和少的问题了。

还有一个原因,后来,患方发现打官司又难了。这是为什么呢?因为医疗纠纷举证倒置后,社会各界慢慢发现负效应太大。因此,在2010年7月1日施行的《中华人民共和国侵权责任法》第五十四条规定:"患者在诊疗活动中受到损害,医疗机构及其医务人员有过错的,由医疗机构承担赔偿责任。"

本条规定了医疗侵权的归责原则,即过错责任原则。适用过错原则即意味着权利主张者需要将侵权行为、损害结果、因果关系、行为人具有过错四个要件一一进行举证,使之达到民事诉讼证明标准即高度盖然性。

法律条文有点拗口,我就通俗地说,遇到医疗纠纷诉讼,如果医生和医院有过错,明确他们承担赔偿责任。既然医方担责,那患方就必须举证。

甲告乙辱骂自己,要乙赔偿,那么甲就必须提供证据,证明是乙辱骂了甲,证据需要由甲方提供。

这不同以前的举证责任倒置矛盾吗?

不错,是矛盾的!实际上,是否定了以前的举证倒置。

为什么呢?侵权责任法的效力低于宪法,小法必须遵从大法,这是普遍规律。

结果,医闹就越来越多了。

那难道就没人管吗?当然有人管,警察都在现场。只要不造成激烈冲突,不出现伤人死人的,警察一般还真不出手。其实,警察也有自己的想法:一是执法缺乏法律依据,我凭什么抓人?二是许多警察从内心同情病人,觉得他们是弱者,就网开一面。

那医院为何就从了呢?实属无奈,只好息事宁人。

只要不出大事,连警察都管不了,医院能怎么办?关键是这样闹下去,影响正常诊疗秩序,损害医院声誉,损失就更大!

唉,就这样吧,赔偿就赔偿吧,委屈就委屈吧,就当是做了慈善,就当是花钱免灾。

当然,未必是每个院长都这么想,也有特别较真的。我们没有错,为什么要花这个冤枉钱?我们是政府的医院,是人民的医院,每花一分钱都是国家的,都是人民的,我没有这个权力乱花钱,想闹你就闹吧!

医闹不愧是医闹,他们有自己的规范流程,有自己的行动预案。先是谈,谈不成就闹,在医院闹不成,就上政府闹。

这个院长刺儿头,不吃这一套,那我就找政府,找你的领导,看你有多牛!

兄弟们,撤!上政府闹去。政府的门被医闹堵了。

不久,电话果然打过来了,可能是领导,也可能是领导身边的人,都是直接找院长。

是张院长吧,你们医院出的事,你们自己来处理吧!

他们是无理取闹!让他们闹吧!

什么?让他们闹?那领导还怎么工作,你们还有没有一点大局意识?现在是非常时期,稳定压倒一切!

那也不能纵容医闹啊!

你这个同志呀,要学会算大账,这么闹下去,对谁都没好处,赶快赔点钱了事。就这样!

领导电话挂了,剩下院长愣在那儿,半天说不出话来。

怎么办?还能怎么办,领导的态度明了,领导也害怕医闹。

同领导顶牛,不是给自己找别扭吗?

医院还是从了!

医院也只能从了!

想想看,在这样的环境下,警察冷眼旁观,领导患得患失,医院息事宁人。不停地退让,一味地纵容,无疑助长了医闹的嚣张气焰。

"小打小闹"还不够,还有辱骂、殴打,甚至残害医务人员,暴力伤医事件频繁发生。

据国家卫生计生委通报,2012 年,全国共发生恶性伤医案件 11 起,造成 35 人伤亡,其中死亡 7 人、受伤 28 人。

据中国医师协会不完全统计,2013 年全国影响较大的伤医暴力案件共有 16 起。

据最高人民法院公布的数字,2014 年,全国法院共审结暴力杀医、伤医等犯罪案件 155 起。

在这些众多的伤医案件中,"温岭杀医案"性质恶劣,引发了医务人员的极大愤慨,也引起了社会各界对医闹问题的广泛关注。

2013 年 10 月 25 日,温岭市第一人民医院发生一场惊天血案,3 名医生被一名持刀男子捅伤。

这名杀人男子叫连恩青。

当天上午 8 时 20 分许,经过精心准备,携带着榔头和尖刀,连恩青来到耳鼻喉科门诊室,若无其事地走到医生王云杰背后。

当时,王云杰正在看病,病人出出进进,就没有特别留意。

突然,连恩青从外套内掏出榔头,猛击王云杰的头部。

王云杰本能地一转身,用手奋力格挡,榔头木柄竟然折断,榔头落到地上。

在连恩青一愣的瞬间,王云杰拉开诊室门,拼命往外跑。

连恩青又掏出尖刀,追赶王云杰,在其背部连捅数刀。

当王云杰逃到口腔科大厅时,被连恩青追上,连恩青用刀往王云杰胸腹部乱捅,王云杰倒在血泊中。

这时,同事王伟杰医生冲过来,上前拦阻,被连恩青一刀捅中右胸部。

挣脱王伟杰的拦阻后,连恩青又朝地上的王云杰猛刺一刀,直插心脏部位。

之后,连恩青又持刀来到放射科 CT 室,跟随病人进入 CT 操作间,对医生江晓勇腹部连捅数刀。

此时,医院保安闻讯赶来,大家齐心协力将连恩青制伏。

在这起杀医案中,王伟杰轻微伤,江晓勇重伤,王云杰死亡。

王云杰被连捅 7 刀,刀刀直刺要害,凶手手段极其凶残,令人发指。

这年,王云杰年仅 47 岁。

这天,王云杰打算下班后去买礼物,准备送给女儿,第二天就是女儿18 岁的生日。

连恩青曾经是王云杰的病人。

一位病人为何要残忍杀害自己的医生呢?

这源于一年前的一台小手术,连恩青接受了鼻部微创手术,主刀医生就是王云杰。

术后,连恩青感觉症状没改善,甚至有些加重,认为手术有问题;而王云杰认为,经过 CT 检查,手术没有任何问题。

那么到底有没有问题呢?

我们注意到这样一个事实:连恩青多次到不同医院就诊,如浙江大学医学院附属第一医院、复旦大学附属眼耳鼻喉科医院等。

仅 2013 年 8 月,连恩青就到复旦大学附属眼耳鼻喉科医院就诊 7 次,但诊断结果均为慢性鼻窦炎,鼻窦 CT 检查结果也未见异常。

不过,影像学检查未见异常,不一定就没有临床症状。在我看来,连恩青可能对手术的期望值太高。事实上,不少鼻部手术效果不佳,有时还真改善不了多少临床症状。

对这个结果,连恩青不能接受! 不仅不能接受,还认为这是医院联合起来造假,是医生串通好要谋害他。

连恩青怎么也想不通,就萌生了报复的念头。就在他行凶杀人后,也一直认为自己没错,医生是自作孽不可活,咎由自取!

不知道连恩青心中的深仇大恨到底有多大。甚至在庭审中,他还坚持认为,自己用生命去换取自己看病的真相,"值了"!

呜呼! 医患之间的积怨何其深!

那几年,受伤害的医务人员逐年增多,伤医事件的手段越来越残忍。一位临床医生无奈地说:"以前是患者'看病难',现在是医生'难看病'了,稍有不慎就有可能被打,甚至被杀!"

一些医闹事出有因,比如手术后遗症、院内感染、用药错误,等等,医院不能说没一点责任。可是另一些就让人匪夷所思了,急诊的正常分流,患者不理解,打;做核磁共振不让推轮椅进,患者不理解,打;心电图医生做得不熟练,甚至多说了点什么,打;患者跑到高压氧舱附近抽烟,医生阻止,也打。

频发的"医闹"事件,将医患关系恶化问题推上了风口浪尖。中国医院协会的一项调查结果显示,我国每所医院每年发生的暴力伤医事件平均达 27 次。

这些医闹行为,严重威胁着医务人员的人身安全,让他们在工作中提心吊胆,难以集中精力救死扶伤。

这些医闹行为,严重扰乱了正常的医疗秩序,影响了其他患者正常就医,侵害了广大患者的利益。

甚至,医闹事件频发,让患者对医生的信任度大大降低,导致医患矛盾加深,为医闹事件的再次发生留下隐患,形成恶性循环。

这是怎么啦?

医患本来是战友,有事能不能好好商量,能不能不闹?

医闹肆无忌惮,愈演愈烈,就任其泛滥,任其无法无天?

实际上,"严厉打击涉医违法犯罪"已有 30 年的历史。1986 年 10 月 30 日,卫生部、公安部发出《关于维护医院秩序的联合通告》,禁止任何人利用任何手段扰乱医院医疗秩序,侵犯医务人员人身安全。

不知大家注意到没,这个时间特别值得咂摸。1985 年被认为是医疗服务市场化的"元年",第二年就出台了这么个严打医闹的通告。

我想,这绝对不是先知先觉,防患于未然。这里给我们传递了两个信息:医闹正在"兴起"! 医疗服务市场化难辞其咎!

如果说有关部门不重视,肯定是冤枉。我们下发了那么多文件,一次比一次严厉,这是有目共睹的。

2001 年、2012 年、2013 年、2014 年，卫生部、公安部也都联合发文，要求维护医院秩序，打击医闹，维护医务人员的合法权益。

在这里，可能有人会质疑，都是维护医院诊疗秩序，为什么要连续发文呢？特别是 2012 年、2013 年、2014 年，为什么会连续 3 年下文呢？这么多文件，如果任何一个能落到实处，不就足以达到目的了吗？

回答这些问题不难，大家都心知肚明。

一是各部门都高度重视维护医院诊疗秩序，严打"医闹"，不然，也不可能连续下文。

二是医闹越来越猖獗，越打越多，进入疯狂高发期。不然，也不可能连续 3 年下文。

三是文件在下发，态度也明确，可真的不好落实。不然，绝对不会"医闹"不减反增。

看起来，这么多文件都管不住医闹，医务人员只好"自救"！

于是，在中国医院出现了很多奇葩的事，比如有医务人员上班戴钢盔的，有医务人员坐诊穿防弹衣的，就差没去少林寺学艺，用真功夫保护自己。

当然，这些倒真不是医生的本意。面对那么彪悍的医闹，钢盔和防弹衣也保护不了一介书生般的医生，他们只是用奇葩的方式来发泄心中的郁闷，用另一种方式来唤醒大众：医生连自己都保护不了，又如何来保护你的健康？

清朝末年，有一位医生医术精湛，其驳骨疗伤之技，更是堪称一绝。连赫赫有名的总督大人张之洞亦亲自书写"医艺精通"的牌匾赠之。

在他多年的行医过程中，没有让医闹占得一丝便宜，他妥帖处理医患关系的技能真是值得今天的很多医生学习。

对了，他的名字叫黄飞鸿。

据说，在学医之前，他在少林寺进行"规范化培训"很多年。

所以，以后学医的人，先习武，这样我们就不怕医闹，也不怕被砍了！

当然，这只是一个段子，在笑过之后，心里未免有一阵阵的酸楚。

再说，医生用拳脚自保，除非是像黄飞鸿这样的武林高手，但也只是一个传说。黄飞鸿是医生中的另类，现在的医生也不可能天天去练功夫，因为每天都有那么多病人，他们还真没有这个闲工夫。

不过，医生们在思考着如何自保时，聪明的商家却瞅准了这一市场，看出了其中的商机，把防暴产品都研发出来了，很快投放到市场。

一天，我的办公室里来了一位不速之客，从遥远的内蒙古来的，一位精明的美女商人。

美女自称来自一家生产安保产品的公司，他们专门针对医生，研发了一款新产品，当遇到医闹、受到袭击时，可以有效地保护自己。

我大喜过望，从内心感激他们。一系列政府部门的文件都保护不了医生，现在人家商人都在为我们医生着想，我当然感动不已。

美女从双肩包中取出产品，我一看，心里一咯噔，失望的心情油然而生。

这是一款防暴坐垫，既不精致，也不美观，相反还有点粗糙。

就这东西？

大哥，别看这东西不抢眼，但很好使，平时放在凳子上当坐垫，危急时可以防身，刀砍、刀刺、锤击，都能防范，都不在话下。

美女，我没小看的意思，只是觉得我们帮不了你什么。

大哥，你们不是办报纸的吗，给我们宣传宣传呗，我们可以投放广告。

看得出，美女心很诚。只是我怀疑，这东西能有市场？

人家厂家仗义，在替我们医生着想，如果我们让别人花钱做广告，结果血本无归，心里愧疚啊！

既然他们仗义，我们也得豪爽，立即叫来了一名记者，安排发一篇新闻报道,当然分文不取。

美女伸出了拇指,大哥,你们真仗义!

美女心满意足地走了。

我也就把这事给忘了。

过了好长时间,有这么一天,还是那位美女,双手抱着一箱东西,气喘吁吁,满头大汗,突然出现在我办公室里。

大哥,真是太感谢了!我专门从内蒙古带来一箱当地的白酒,不值钱,只是想表达一下感激之情。

哦,我想起来了。

怎么样?防暴坐垫卖得好吧?

大哥,全托你们的福,产品卖得很好!

我张大嘴巴,惊讶得说不出一句话。

美女红润的脸上露出了灿烂的笑容。

那箱白酒我还没焐热,就被一帮如狼似虎的小兄弟消灭在地摊上。那位美女也再没找过我,不知道现在还好吗?防暴坐垫还卖吗?

连防暴坐垫都卖火了,医闹当然还不消停。

但愿天下再无闹

2015 年 5 月 28 日至 6 月 7 日,在短短 10 天内,我国连续发生了 9 起伤医事件,再一次刷新了我们的认知,刷新了医闹的纪录。

6 月 7 日,云南省昆明市云大医院发生一起护士被砍伤案。

6 月 5 日,福建省立医院耳鼻咽喉科行政主任、主任医师李瑞玉被袭击。

6 月 3 日,香港大学深圳医院一名护士被殴打。

6 月 3 日凌晨,河北省容城县人民医院一名内科医生遭追打。

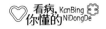

…………

是可忍孰不可忍！中国医生愤怒了！

6月9日,中国医师协会、中华护理学会联合发布声明,谴责暴力伤医。

这份声明措辞之严厉,文风之犀利,感情之充沛,不像是一般的声明,倒像一篇讨伐医闹的檄文。

2015年5月28日到6月7日,在10天内,我国连续发生了9起伤医事件。与此同时,10天内约有2亿人次患者正在接受治疗(以2014年统计数据估计);53名医务人员为了诊治首例输入性中东呼吸综合征,冒着被感染的危险,轮班救治、照顾、看护着病人……

面对国民,中国的医务人员可以自豪地说:中国的医疗可及性在全世界值得骄傲!

面对国民,中国的医务人员可以坦然地说:中国医务人员的付出远远大于所得!

面对国民,中国的医务人员还可以诚恳地说:我们在不断地自我完善!

面对这样的医务人员我们有什么理由要不断伤害!

面对这样一个群体,我们有什么理由能不去尊重!

但非常遗憾的是,近年来中国的医师、护士不断受到暴力伤害,医务工作者在救治生命的同时还付出了鲜血乃至生命的代价。

中国的暴力伤医事件已不能简单地归类为医患矛盾,这些暴徒中有所谓的"维权者",有对医疗服务不满者,甚至还有毫无缘由者!他们的暴力行径已完全构成反社会的行为,若不及时遏制,这种恶劣的示范效应将成为社会的公害。

针对暴力伤医事件,中国医学界纷纷谴责。在谴责之余,我们不禁要问,中国社会对谴责、打击暴力伤医是否达成充分共识？中国的暴力伤医事件何时休？

依法治国是党的十八届四中全会确立的治国方略,《执业医师法》明确规定,全社会应当尊重医师,医师依法履行职责,受法律保护。《护士条例》也明确规定,护士人格尊严、人身安全不受侵犯,护士依法履行职责,受法律保护,全社会应当尊重护士。

面对暴力伤医,中央政府已经表明了打击的决心:最高人民法院、最高人民检察院、公安部、司法部、国家卫生计生委联合颁布了《关于依法惩处涉医违法犯罪维护正常医疗秩序的意见》;2015年全国两会,最高人民法院及最高人民检察院均将依法严惩暴力伤医写入工作报告。

世界上没有医师,病人将陷于无望;没有护士,病人将陷于无助。医师、护士是治病救人的,不是用来泄愤的!

谴责暴力伤医,打击暴力伤医是我们每一位有良知的社会公民应有的共识。打击暴力伤医,维护医师、护士的人身安全是公安、执法机关不可推卸的责任!

中国医师协会、中华护理学会关心、关爱每一位医务人员,我们将把我们的关心、关爱通过各种形式予以表达!

在暴力伤医事件集中发生的今天,中国医师协会、中华护理学会共同声明:

1.中国医师协会、中华护理学会严厉谴责伤害医师护士的暴力行为;

2.中国医师协会、中华护理学会敦促各地方政府公安、司法机关认真领会贯彻《关于依法惩处涉医违法犯罪维护正常医疗秩序的意见》,严厉打击涉医违法犯罪;

3.各地方政府打击暴力伤医不力者,应当被追责;

4.医疗机构负有保护医师、护士执业安全的法定义务,医疗机构应采取切实有效措施防范伤医事件发生;

5.广大医护人员应有自我防范意识,必要时采取有效自我保护措施,防止人身受到伤害;

6.呼吁及时修改《执业医师法》,将《护士条例》提升到法律层级,切实保护医师、护士的合法权益。

整个行业沸腾了!整个社会震惊了!
一位女医生,在亲历医闹后,写下了下面的文字:

经历了非常糟糕的下午。我们平复了情绪,擦干眼泪,稳了稳双手,给重度贫血、尿毒症脑病的患者放好深静脉置管,送去血透室急诊透析;处理好凌乱的医嘱;开好新病人的检查单,谈话;致电请假患者确认明天是否手术,再联系好手术室;上厕所解决掉憋了一下午的小便,拖着疲惫的身躯,准备下班回家喂奶。

路过那个门口,散乱的泥土,歪倒的吊兰,躺在地上无声无息。下午当它被贸然举起砸向连续工作了36个小时的医生时,除了无奈,它是否也会愤怒?!

…………

夜已深,却无法入睡。吾儿尚幼,父母渐老,我若有不测,教他们如何承受!

行医路上,且行且珍惜,待到坚持不下去,唯有选择离开……

据丁香园统计,25岁至35岁的医生是离职人群的主力军,36岁至45岁的高年资医生(大部分是副高、正高)离职率占到17.8%。与此同时，23.8%的医生离职后不再从事医疗工作。

中国医师协会调查显示：78.01%的医生不愿意自己的子女学医、从医。

在广东省人民医院陈仲伟医生被刺杀后，"波子哥"廖新波发文章说：坚守是第一选择，改变是你要做的；离开是第二选择，因为你无法改变、无法忍受，也不愿意在高危状态下执业。

医生的离去，我不知道是不是因为医闹，但可以肯定，他们害怕医闹，他们同样珍惜自己的健康和生命！

如果医生都离开了，谁来看病？

2015年8月29日，这是中国医学史上值得纪念的日子，虽然事件本身无关医学。

这天，全国人大常委会表决通过《刑法修正案（九）》，其中规定：聚众扰乱社会秩序，情节严重，致使工作、生产、经营和教学、科研、医疗无法进行，造成严重损失的，对首要分子，处3年以上7年以下有期徒刑；对其他积极参加的，处3年以下有期徒刑、拘役、管制或者剥夺政治权利。

医闹正式入刑，2015年11月1日实行。

这表明国家开始依靠法律打击"医闹"行为，标志着中国打响了依法治理医闹的第一枪！

这是一种态度，也是一种决心，更是中国医务人员的一份人身保障！

2018年1月9日，中国医师协会发布了《中国医师执业状况白皮书》。调查数据显示，2016年全国医疗纠纷比2015年减少6.7%，涉医违法犯罪比2015年减少14.1%，医师执业环境改善明显。有38%的医师从未亲身经历过医疗纠纷，有62%的医师发生过不同程度的医疗纠纷。在伤医问题上，有34%的医师从未亲身经历过暴力伤医事件，66%的医师经历过不同程度的医患冲突，但绝大多数为偶尔的语言暴力。

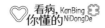

这些数据表明，我国医师的执业环境得到了改善，针对医务人员的暴力事件，以及事件的严重程度均有所下降。

一个好的开端，就可能是成功的开始！

但是，医闹入刑不是医生的金钟罩、铁布衫，也不是解开医患矛盾的密码、钥匙，它只是末端处置的一种方法、一种平台，维护的是法律的尊严、医务人员的尊严、警察的尊严。

医闹入刑，既是对不法医闹的一种震慑，也是对医患关系的一种涵养。

堵不如疏。

医患矛盾，由来已久。修复脆弱的医患关系，除了有"法治"这个底线之外，更应考虑关口前移，在防止医患纠纷发生、疏解医患矛盾上入手。

毕竟，徒法不足以自行。

医患问题，成因复杂。解开千头万绪的医患症结，不仅要靠法治来涵养，更需要社会各界的共同努力，形成强大的合力。

政府担起责任，媒体营造氛围，医生治病医心，病人理性就医。

天下不可能无疾，但天下可以无闹。

愿天下无疾！愿天下无医闹！

第四章

工夫在诗外

"汝果欲学诗,工夫在诗外。"

这句话,出自宋代文学家陆游的《示子通》。这是他写给儿子陆子通的,传授写诗经验。

初作诗时,陆游只注意辞藻、技巧、形式,到中年才领悟到这远远不够。写诗应该重内容、讲意境,应该反映人的需求和喜怒哀乐。

陆游的意思很明白,不能就诗学诗,而应把精力放在社会实践上、生活积累上。工夫不在诗内,而是在诗外。

陆游在另一首诗中又说:"纸上得来终觉浅,绝知此事要躬行。"也属异曲同工之妙。

写诗如此,学医也如此。

在大学里,我们要苦学医学理论,这当然没有错!不但要学,还要学扎实,这是医学基础的基础,是必修之功。

等到进入临床实践,面对病人时,我们才发现,原来学的东西不好使,怎么跟课本里不一样呢?

孙思邈说:"世有愚者,读方三年,便谓天下无病可治;及治病三年,乃知天下无方可用。"

"药王"的意思是,世上有些愚蠢的人,学了三年医,就夸口包治百

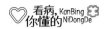

病;等到治了三年病,才知道没有方子可用,不会看病了。

我们医生,在学校里学理论,在病房里学技能,这些都是医生的基本功。其实,除了这些"诗内"的东西,还有"诗外"的东西,都不能忽视,决不能小觑。

这些"诗外"之功是什么呢?

一是说,二是写。

有人说,会做的不如会写的,会写的不如会说的。

虽说是调侃,但也不无道理。如果我们当医生的,说不囫囵,写不流畅,看病也好不到哪儿去,绝对算不上是一个好医生!

也有人说,21 世纪职场最基本的技能是说和写。说和写成为入职的基本功。

当然,医生也是一种职业,医院也是一个职场,说和写无疑也是医生的基本功。

因此,说和写绝对不是花架子,而是真把式!既必要,又重要!

一、医生的第一必杀技

医生治病有 3 件武器,3 种必杀技。用好了这 3 件武器,掌握了这 3 种必杀技,行医轻车熟路,看病妙手回春,就能成为一名好医生。

谁说的? 医学之父希波克拉底说的。

先从第三种说起,第一种放在最后说,就像安排会议讲话,重要的放在后面,大领导最后作重要指示,是重头戏。

第三种必杀技是手术刀。

患了急性阑尾炎,腹部那个痛是真叫痛,简直是痛不欲生,但可以手术治疗,用手术摘除阑尾,彻底治愈,一劳永逸。

胆结石发作,腹部又胀又痛,吃不了饭,睡不好觉,吃上药也不见得效果好。怎么办?手术治疗吧,现在大多数医院用腹腔镜,打3个小孔,一个小时左右就搞掂。

肿瘤,特别是恶性的,可以说是谈之色变,它多是长出来的东西,当然用手术刀切掉。效果好吗?有一些是不错的,但有一些确实不怎么样。

有些恶性肿瘤,特别是晚期的,手术效果很差,甚至因为手术反而加快了癌细胞的扩散,病人也许会死得更快!有些体质差的,甚至下不了手术台。

因此,医生手术有时也是无奈之举!

第二种必杀技是药物。

找医生看病,大都是找医生开药。"医生,我头痛,给我开点药。"吃完药,头不痛了。"这医生真中!真的是药到病除呢。"会用药,医生的水平就是高。

能用药物治疗的,就不用手术,这是临床医学的一个基本原则。用药物治病是医生最常用的方法,是最主要的必杀技。

最后隆重出场的必杀技,也就是第一种必杀技是什么呢?是语言,就是说话的水平。

"良言一句三冬暖,恶语伤人六月寒。"会说话能够温暖人心,不会说话就可能伤人、伤心。

学会沟通术,学好心理学,是医生的基本功。这一基本功的前提是会说话,话说得好,确实能治病,能治心病;话说得不好不但不治病,甚至要人命!

从这点看,有时,医生说话比用药物、比动手术还重要。

我不用说什么大道理,用事实说话,讲几个小故事。

四句话吓死病人

据说这个故事是真的。谁说的？中国医师协会的一位领导说的，还是在一次大会上讲的，所以应该不会是假的。

这天，秋高气爽，阳光明媚。

一位农村老大爷去大城市，不是去探亲，不是去旅游，不是去购物，是去大医院看病，起码是三甲医院吧！老大爷可能病得不轻了，不然是不会轻易到大城市看病的，感觉大医院看病太贵呀，更看不起呀。

天气虽好，老大爷的心情可不好，患了大病，不但要花好多的钱，还要受好多的罪，心情好才怪呢。但老大爷是满怀希望的，他深信，大城市大医院的医生水平高啊！

排了好长时间的队，老大爷挂上了号；又等了好长时间才见到医生，老大爷拿出一大堆检查化验单，还有片子之类的。老大爷应该是在县城医院看过病的，该做的检查都做了。

这位医生老兄医德不错，没有让老大爷重复做检查，值得点赞！

他翻了一遍检查单，又看了片子，这位老兄说了第一句话：

"你来晚了！"

什么？老大爷心里一咯噔，身子一定晃了晃，但没有倒下。

"来晚了？那，那，那，医生，那俺的病就没治了？"

"没治了！"

这位老兄说了第二句话。

"没治了！那咋办？"老大爷的脸色变了，声音颤抖了，浑身不住地哆嗦。

老大爷是怕啊！不怕才怪，这等于说是被判了死刑，换上谁都镇定不了。

接着,这位老兄说了第三句话:

"回家吧!"

回家? 回家意味着等死,吃点好的,到处玩玩,交代一下后事。

可老大爷还不想死,他年龄还不大,估计也就 60 多岁吧。

"医生,俺求求您了,救救俺吧!"

农村来的老大爷实诚,认为自己的病还没这么糟,只要求求医生,大医院的医生也许有办法,说不定能起死回生。

可我们的这位医生老兄也实在,不会撒谎,又说了一句大实话,就是第四句话:

"你早干什么去啦?"

老大爷这次是彻底绝望了,身子一晃,医生老兄忙站起身来,想扶住老大爷,可还是没扶住,"咕咚"一声,老大爷就倒在诊室里了。

老大爷就这样走了!

肯定是抢救了,至于如何抢救的我不知道,反正老大爷是满怀希望地来大城市看病,是走进医院的,但最终却没能走出医院。

诸葛亮三气周瑜,硬生生把一个大活人气死了,把一个风流倜傥、才华横溢的大都督气死了。

不过老大爷应该不算是气死的,是吓死的,是硬生生吓死的,被医生的 4 句话吓死了。

吓死人! 人真能被吓破胆,被吓死,被几句话吓死。

《三国演义》中的夏侯杰就是被吓死的。

长坂桥前,猛人张飞孤身一人,横矛立马,独挡百万曹军。

"我乃燕人张翼德! 谁敢与我决一死战?"声如巨雷。张飞的嗓门大,说话像打雷。

曹操麾下战将如云,竟都被张飞吓住了。

"曹军闻之,尽皆股栗。"不但无人迎战,还吓得腿都打哆嗦。

张飞真的太厉害了,一句话能顶千军万马。

张飞是粗中有细呀,他看出了端倪,曹军被他的气势吓住了,曹军害怕了,如果再加把劲,说不定就真能把敌军吓跑。

于是,张飞气沉丹田,用上洪荒之力,挺矛又喝道:"战又不战,退又不退,却是何故?"喊声未绝,曹操身边的夏侯杰惊得肝胆俱裂,倒撞于马下。

这老兄真出息,被活活吓死了!曹操一见,也落荒而逃。

夏侯杰是被张飞的大喝吓死的,而我们这位老大爷却是被医生的 4 句话吓死的,尽管不是大喝如雷,轻声细语照样能吓死人。

可怜的夏侯杰!可怜的老大爷!

见人就笑的硕士

上面的故事如果是真的,一定是有所演绎、有所夸张,再不会说话的人,也不至于"二"成那样吧!

所谓眼见为实,因为不是我亲眼所见的,所以我多少有点怀疑故事的真实性,尽管是领导说的。

我还是来说说我身边的,亲身经历的故事吧。

那年,我大学毕业后被分配到省城的一家专科医院,从事的是文字宣传方面的工作,相当于领导的秘书吧。领导身边的人,在单位自然很吃得开,几乎是谁都要高看一眼。

当时,医院就两名硕士,是医院引进的人才,很牛!不是他们觉得牛,其实他们很谦虚,是我们觉得他们牛。

20 世纪 90 年代,硕士真的还不多,医院把他们当成宝贝供着,免费提供房子,破格晋升职称,年纪轻轻就担任科室主任。

不过,现在的硕士一抓一大把,境况就差多了,哪有这待遇。真是人比人气死人,生不逢时啊!

我要说的就是其中的一位老兄,这老兄学历高、职称高、德才兼备,厚道、谦逊,见人三分笑,人见人爱,花见花开,多好的一位医生啊!

所以,同事们的亲朋好友看病,只要是他那个专业的,都推荐去找他。

很好啊,医生就得有人找,说明大家认可!

后来,我发现一个奇怪的现象,渐渐地,大家不怎么热衷找他了。是这位老兄不热情,对病人态度不好?还是这位老兄徒有虚名,看不好病?

都不是。那又是什么原因呢?直到一位熟人找这位老兄看病后,我才恍然大悟。一天上午,一关系特好的哥们儿打来电话。"哥们儿,我丈母娘有病,一定要找个最好的专家,最好的!""你小子啥时婚(结婚)了,也不告诉哥们儿一声。""哦,还没呢。不过快了快了,这不得好好表现表现嘛!"

我听明白了,是哥们儿的准丈母娘看病,自然得重视。我放下电话,立即就联系上了这位硕士老兄,一切都做了妥妥的安排。

因为那一会儿特别忙,领导安排有急事,我就没有亲自陪同病人看病。

到了下午,我突然想起了这事,这小子也太不地道,帮他这么大个忙,给他这么大的面子,看完病后也不招呼一声。

那时,手机还没普及,我就用 BB 机呼他,好半天他才回电话过来。

"哥们儿,你坑人是吧?!"这小子劈头盖脸就来这么一句话。

"咋啦?咋啦?"我有点摸不着北。

"你说咋啦!你介绍的医生是专家不是?"

费了好半天口舌,我才明白了,原来是我这位硕士老兄话没说好。

哥们儿带着准丈母娘来到诊室,硕士老兄笑脸相迎、热情接待。哥们儿心里乐啊,在女朋友面前很有面子,心里当然得意,但估计不会表现

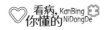

在脸上。

一番视、触、叩、听，还有化验拍片之类的检查，一切顺利搞掂。

"李主任，我这是啥病？"

硕士老兄仍然一脸微笑，不紧不慢地说："其他的病还没发现，气管上好像有炎症。"

什么？还可能有其他病，气管炎还是好像。这是专家吗？我们折腾了半天，您还没确定到底患的是什么病。

"主任，那怎么办呀？"

"先吃点药，观察观察，你们看行不行？"硕士老兄的嗓门小、声音低，说话似乎也没有底气。

这叫什么话？您是医生，还是专家，怎么能让我们拿主意，您这专家就这么看病呀？

"主任，这病能好吗？"

"先试试呗。"这次，硕士老兄的话音更低，像蚊子的嗡嗡声。

好了！我们算明白了，这专家一定是冒牌的，自己心里都没底，还给人看什么病！

事情的经过就是这样。

有点乱，我们再捋捋。先说我这位硕士老兄的表现，服务比较热情，说话十分严谨，从医生的角度看，应该给他好评，可我这哥们儿为什么给一差评？

如果从病人的角度看，给一差评也不亏！我是来看病的，是信任您啊，您医生就得给我诊断明确、治疗精准。您医生心里都没数，我病人心里不就更没数吗？

其实，我这位硕士老兄心里是有数的，但他过于谨慎的态度，模棱两可的语言，还有天生的轻细的语气，让病人很不踏实，甚至怀疑他看病的水平。

经过我一番耐心的解释，哥们儿终于明白了。

实至名归的"大仙"

见过不会说话的医生，也见过巧舌如簧的医生。在会说话的医生中，我的同门兄弟李大仙堪称佼佼者。

李大仙肯定不会是其大名，是病人对他的尊称，在下面的叙述中我们就简称其为"大仙"。大仙是什么？那是神啊！医生被称为大仙，那就绝对不是一般的医生，是神医。

想当年，上大学时，我和大仙就熟识，尽管不是同一个系，但同在学生会担任领导，都是部长级的干部，我是宣传部部长，大仙是保卫部部长。

那时，大仙工作尽职尽责，有事没事就喜欢带着一群跟班在校园里巡逻，有时也查查宿舍。

巡逻倒没人说什么，毕竟是保卫校园；但查宿舍就有点让人烦，特别是一些在谈情说爱的同学，特讨厌这一帮学生保安，影响气氛、影响心情啊！

在同学们的印象中，大仙直言快语，大大咧咧，好像是大块吃肉、大口喝酒的主，不像当医生的料；大仙好像也没有怎么努力学习过，更不用说头悬梁、锥刺股了；哪里想到这位兄弟不但当好了医生，而且成了神医，还是在年纪轻轻时就功成名就。

我第一次听到"大仙"这一称呼，还是丈母娘告诉的。一次儿子生病，丈母娘说赶快到医院去找大仙。

大仙是谁啊？我咋不知道。丈母娘说，亏你还在卫生圈里混，连大仙都不知道，那不就是谁谁嘛。

老天爷呀！那可是我的同门兄弟啊。他会看病不？什么时候成大

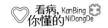
仙啦? 丈母娘急了,你别啰唆了,赶紧联系大仙,他病人太多,一般挂不上号,别把孩子耽搁了。

丈母娘的话相当于圣旨,必须马上执行。我们抱起孩子,急匆匆赶到医院。在大仙的诊室前,小伙伴们惊呆了! 那是人山人海,水泄不通,蔚为壮观啊!

本来找大仙看病的人就多,加之小孩子看病都得大人陪着,有的还是爸爸妈妈爷爷奶奶姥爷姥姥一起上阵,走廊里到处都是人。这哪里是医院,简直就是菜市场。

士别三日,当刮目相看。只是两三年没见,这小子真火起来了!

看着这火爆的场面,我明白了,为什么我这位兄弟被称为"大仙",为什么大仙是一号难求。

没错,我还挂什么号? 我们是同学啊,是熟人啊! 没办法,这就是国情! 熟人好办事,我直接抱着儿子闯进诊室,坐到了大仙的面前。

寒暄的话不说,直接进入看病流程,我也第一次目睹了大仙看病的风采。

"咚咚,咚咚……"一阵拨浪鼓声传来,儿子的眼神一下子被吸引过去了,刚才还满眼的恐惧,被这只小小的拨浪鼓吸引后,竟然一下子荡然无存。

厉害! 我算真开眼了,大仙看病还用道具。好小子,还真有一套!

"哟,乖乖,这小手长得多好看,来,让叔叔看看小手脏不脏。"大仙说话似和风细雨,脸上写满了灿烂。

人都喜欢听好话,何况还是一乳臭未干的毛孩子。儿子被夸,估计心里是美滋滋的,忙把小手伸过来。

脉诊、手诊就这样搞掂!

有必要略作解释,脉诊是通常说的摸脉,这样说大家都能明白。

那手诊是什么呢? 也是中医的一种诊断方法。2000 多年前《黄帝内经》就认为人体局部与整体有辩证统一关系,通过手的颜色、感觉、温度、纹理等,可以诊断疾病。

手诊在临床上使用不多,我认为主要是难以掌握,许多人没学会。据说,李大仙家是祖传中医,得到了手诊的家传。从这点看,李大仙的成功绝非偶然。

"真棒!表现不错!来,叔叔奖励你棒棒糖。"

儿子又把小手伸过来。

"不用伸小手,来,把小嘴张开,说'啊'……"

"啊……"

"啊……"

"太棒了!给,奖励一根棒棒糖。"

儿子很高兴,终于得到了棒棒糖;而对李大仙来说,患儿的舌苔、扁桃体等检查也就轻松搞掂。

就这样,几乎都是在不经意中,望、闻、问、切顺利完成。

在我们的印象中,就医一般是紧张的、痛苦的,而李大仙却让这一过程变得轻松、愉悦。

高,高,实在是高!

往下看,还有更高的!

"老同学,儿子没啥问题,就是个风寒感冒!"

注意大仙这话,给我们的感觉是,医生的诊断十分明确。

"李大仙,那吃啥药?"丈母娘性急,终于忍不住开口了。

"我开三服药,吃完就会好的。"

再注意大仙这话,让我们的感觉是,医生对治疗效果充分自信。

"那要是不好呢?"丈母娘随即接上了话。这话问得刁。

"不会,一般都会好的,有的吃一两服药就好了;个别不好的,再来看一次,巩固一下就没事了。"

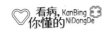

这话说得好！让我们感觉是,医生仍很自信,即使有效果差点的,也是特例,还留有余地。

"大仙,您真是大仙！我们可找对人了,以后俺外孙看病就只认您了!"

怎么样？丈母娘被大仙彻底征服了,以后儿子看病非大仙莫属了。

真厉害了,我的大仙！

三天后,果然不出大仙所言,儿子真的痊愈了!

再以后？再以后当然是儿子一生病,丈母娘和老婆就催促着我联系大仙。

麻烦大仙多了,丈母娘和老婆就觉得过意不去,又一个劲催促着我请大仙吃饭。

尽管是同门兄弟,我也有些被感动,也觉得有必要和大仙一起坐坐,叙叙旧情,谈谈未来。

于是,我先约了几个同城的同学,都是混得有头有脸的,既可以给足大仙面子,也显得热热闹闹。

"大仙兄弟啊,我约了同学谁谁谁,周末一起聚聚吧!"我拨通了大仙的电话。

大仙似乎是愣了一下,接着回答说:

"兄弟,找我没事吧?"

"没事,没事。一是感谢兄弟,二是老同学们好长时间没聚了,一起说说话呗。"

"哦,要是这样,那你们聚吧!"

"你有事?"

"事倒没有,只是觉得很累,想休息休息。"

话说到这儿,人家大仙没事,就是不想应酬,说什么好呢!

大仙虽然没给面子,但其他的同学都到了。

觥筹交错,好不热闹。

酒过三巡,就不自觉说到了大仙。

大家各抒己见,畅所欲言,对大仙的评价,如果归纳一下,大概有这么几点:

一是大仙深得中医家传,把家传验方广泛应用于临床,很好地发挥了中医儿科的优势,取得了明显的临床效果。

二是大仙用药大胆,敢于打破常规,特别是在用药剂量上有较大突破。患儿家长都急于早见疗效,(大仙的做法)迎合了他们的心理,深受家长推崇。

三是大仙说话感染力强,掷地有声,给了家长充分信心,赢得了他们的信任。儿童疾病来得急,去得快,如用药对证,一般三天左右明显见效。因此,大仙的话看似不留余地,实则有科学依据。

最后,同学们达成共识,所谓三十年河东,三十年河西,我们一直在用学校期间的眼光看待大仙,这是用静止的眼光看问题,不是用发展的眼光看问题,犯了形而上学的错误,愧对我们的大仙同学,希望引起每一位同学反思。

总之,大仙同学对工作尽职尽责,对技术精益求精,对患者满腔热忱,赢得了广大患者及家属的广泛赞誉,是我们母校的好学生,是病人的好医生!

"大仙"这一美誉实至名归。

大哥医生的"零纠纷"

当代医生最害怕什么?

不是待遇低。尽管医生待遇不高(主要是付出与回报不成正比,有心理落差),但在工薪阶层中,医生的收入绝对不是最低的,至少在中上等水平，一般医生尚能接受。

不是付出多。尽管医生很辛苦，没日没夜，没有节假日，但绝大多数医生具有爱岗敬业、乐于奉献的精神，为自己是一名救死扶伤的白衣天使而自豪，虽苦犹荣。

那是什么呢？不错，医生最害怕出现医患纠纷，甚至上演"医闹"闹剧！

在我接触的众多医生中，就有一位"零纠纷"的医生。

这位大哥医生我一直称他为大哥，他特别会说话。怎么形容呢？反正会说，说得让人听着舒服，让人乐在心里。我嘴笨，学不会。不过我特别佩服这位大哥医生，甚至有点崇拜。

这位大哥医生是心脏外科的主任，会做心脏手术。20多年前，能做心脏手术的医生全省还不多，在我们医院，他又是唯一能做的，所以这位大哥医生确实是很牛的！

只要是手术就有风险，何况是心脏外科手术，风险当然更大！

许多心脏手术是在体外循环下手术，也就是让心脏停跳，用一种设备（人工心脏）代替心脏，维持人体的血液循环。心脏不跳动是为了方便手术，等手术完成，再让心脏复跳。但偶尔也有不灵的情况出现，心脏不复跳了，人没离开手术台，命就没了。

心脏手术的风险还不止这些，麻醉意外、术后并发症等，都可能导致死亡。心脏手术死亡率超过1%也不奇怪，1%之内就很不错了。可以说，任何一个能够独立开展心脏手术的医生都不可能保证达到100%的手术成功率。

也就是说，这位大哥医生做了20多年心脏手术，尽管水平很高，但也出过问题。许多人不解的是，这位大哥医生从未与患方发生过纠纷。

用现在的话说，就是医患关系相当和谐。

今天的医生真害怕医疗纠纷，弄不好还有"医闹"，闹得医生心力交痒,闹得医院鸡犬不宁,太可怕了!可我这位大哥医生就厉害了,与患者和谐相处,从未遇到过医疗纠纷,实在是太牛了!

一次,我在医院总值班,实际上是替大哥大姐们值班。那时我单身,没有一个自己的家,就几乎天天替他们总值班。

我也乐意,因为当时医院规模不大,总值班一般也没有什么事儿,就是看看电视睡一觉,还夏有空调、冬有暖气,比集体宿舍舒服得多,况且还可以领到一块多钱的补助,觉得是一件利人利己的好差事。

那一天,我睡到半夜,值班电话响了,迷迷糊糊摸起电话,一听是大哥医生的病区出事了,有病人死在了监护室,还是一个七八岁的小男孩。

我一听,猛一下子清醒了,但接着就蒙了。上班没多久的我从未遇到过这样的事,更没处理过这种突发事件;但我清楚,病人死了,还是个小男孩,病人家属肯定会闹翻天!

这可咋办?我是总值班,代表的是医院,发生这样的事必须在第一时间赶到现场。

可我真不知道如何应对!病人家属闹起来,矛头肯定对着我,骂几句打几下,受点委屈不打紧,我担心的是现场处理不好,一旦失控就麻烦了,就真摊上大事了。

那时,还容不得我多想,我就急匆匆往病区赶,还未进病区,就听到一阵阵嘈杂的声音,其中还夹杂着哭泣声。

刚进病区,看到走廊里站满了人,有患儿的七大姑八大姨,还有看热闹的病人,反正现场是乱哄哄的。

眼前的一幕,让我真的蒙了,紧张得能感觉到自己扑通扑通的心跳。

我定了定神,硬着头皮往前走,突然旁边有人拉了我一把,我一回身,发现是保卫科的一位老兄,他低声对我说:"兄弟,先别露头,他们主任在处理,再等等看。"

真是感谢这位老兄,算是救了我一命!

其实，我大概能猜出这位老兄当时的想法：一是觉得我一个刚毕业的学生，根本就应对不了这样的场面；二是高度信任我们的大哥医生，觉得他完全能处理好这一意外事件。

就像许多人一样，年轻时不相信经验，讨厌老同志的啰唆，听不进他们的意见和建议。殊不知，那些都是老同志多年乃至一辈子的结晶，既有他们成功的经验，也有失败的教训。听进去了，就少走弯路，进步更快。

不大一会儿，只见患儿的尸体被推出了病区，送进了太平间，患儿的家属也陆陆续续离开了病区，刚才乱糟糟的病区平静下来，一切恢复到从前。

本来可能导致一场医患纠纷的医疗意外就这样化解了！

怎么化解的？我站在外围，没亲眼看见。但我后来知道了一些，是一位美女护士私下告诉我的，她当时就在第一现场。

哦，想让我还原一下当时的现场？真的不可能做到！因为没有现场的视频，仅用文字是无法还原的。

说了半天，这才是问题的重点，这位大哥医生是如何搞掂的呢？

刚才我说了，他特别会说！是忽悠吧？我认为不是忽悠，一次两次靠忽悠也许可以，一直能够把潜在医疗纠纷的火苗扑灭，仅靠忽悠是绝对不行的。

那天，手术后的患儿发生并发症，这位大哥医生使出浑身解数，最终也没能挽回孩子的生命。

作为医生，这是最不愿意看到的，他自责啊！他伤心啊！他抱着孩子逐渐冰凉的尸体，泪流满面。

他责怪自己无能，为什么不能让孩子起死回生；他责怪医学的局限，为什么不能药到病除；他责怪老天不公，让这么可爱的孩子失去生命！

这位大哥医生越说越伤心，越说越动情，禁不住失声痛哭。

孩子的七大姑八大姨感动了,孩子的妈妈感动了,孩子的爸爸也感动了,多么好的医生啊!

医生啊,你们尽力了,你们千万别太伤心,我们一点都不怪你们!要怪,就怪孩子的命不好!等办完孩子的后事,我们一定再来医院,感谢你们这些好医生!

现场还原不了,大哥医生的原话无从知晓,但他说话的意思我简略概括了,最终的结果是他说的话让患方理解了、感动了,可能发生的医疗纠纷化解了!

最后,让我们来总结一下这位大哥医生的说话,看是否有点门道、有些技巧:

一是要站在对方的角度说。他把对方要责怪自己的话说了,我是多么的无能啊,没有练成起死回生的本领。谁有啊?医生也是人,不是神,只有神才能起死回生。自己把责怪的话说完,让对方无话可说。

二是要带着感情说。医者与患者的目标是一致的,感情是相通的,都想尽快解除病人的痛苦,把病人的病治好。如果事与愿违,甚至出现意外,我们都是非常悲痛的。我比你们还难受,比你们还伤心,你们能无动于衷吗?

三是要为自己说。他把自己需要解释的话说了,医学是复杂的,是有局限性的,既没有包治百病的药,也没有包治百病的医生。我们尽心尽力了,但仍未挽救回病人的生命,是医学的局限性决定的。如果你们不理解,就太不通情达理了吧!

唉,太不容易了,太不容易了,当医生真的不容易!不但要看好病,还要会说话。

不过,话说回来,干什么容易呢?

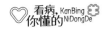

二、两种最基本的技能

说话很重要，前面我已经讲过，也就不再赘述，在这里我再单独说说"写"的重要性。

"写"很重要，也很必要。并不是因为我自己是搞文字的，所以到什么山头唱什么歌；的确是因为"写"特别重要，所以需要我再次特别强调。

这有点像领导开会讲话，一开口，就是重要性和必要性。

有时想想，领导说的也没错，可就是有人不相信。

为什么？

可能是以前的领导说得多，做得少；或者是光让别人做，自己不做；甚至台上说一套，台下另一套。慢慢地，同志们就怀疑领导了，领导讲话也就不信了。

在单位里，如果谁写得好，就是笔杆子，大家都会高看一眼，领导也喜欢，甚至能调到领导的身边，从此以后，前程似锦。

当然，也有人认为，好多耍笔杆子的人容易吃亏，原因在于他们大都能坐得住、能吃苦，这样的人往往实诚。

因为，老实人容易吃亏！

不过，以我看来，吃亏只是相对的，写得好的人，个人发展都差不到哪儿去。

所以，老实人最终不吃亏！

医生也一样，会说会写的医生都不差，都能成为好医生，甚至是名医、大医！

绕不过去的"写"

近年来,每逢高考,医学院校的招生就要被炒作一番。

有人说,高考状元不少,但几乎没人报考医学院校,顶尖的学生没人愿意学医,因为医生工作累、待遇低,还有诸多的职业风险。

真的是这样吗?

近年来,我一直在关注这一现象,研究这一问题,发现还真不是这样。尽管鲜有高考状元报考医学院校,但医学院校不是遇冷,而是越来越热,报考的人是愈来愈多,录取分数是年年看涨。

是不是因为"一人学医,全家受益",我没有调查,当然无法回答。

想当初,20 世纪 90 年代初期,就是我上医学院校的那几年,医学院校的招生那才叫惨不忍睹,只要过分数线,报考本批次的医学院校,几乎是稳稳当当地录取。

当年,我们全系招录 60 名学生,第一志愿报考的只有四五个人,其他的都是调剂录取的,高分的寥寥无几,大都是考分刚过批次线。

那时,是没有几个人愿意当医生的。

而现在不一样了,医学院校几乎都在一本招生,得过重点线,差一点的院校也得超过分数线二三十分,大多数院校都需要超过分数线 50 分以上,一些名校超分数线 100 分以上。

北京大学医学部高考招生是单独划线,一般要比北京大学本部的录取分数线低不少,但这几年的差距是逐年缩小。

2018 年,北京大学医学部临床医学专业的录取分数再创新高,河北省超过了 700 分,陕西、云南等省也超过了 690 分,绝大多数省(市、区)与本部相差无几;有几个省,医学部的录取分数线甚至超过了本部。

北大医学部是有志学医学子的圣地,也是一种风向标。

现在,的确是越来越多的人乐意当医生了。

不错,是有一些医生喜欢发点牢骚,"劝人学医,天打雷劈",干什么都中,千万别当什么医生,真是干得很烦很烦的。

干一行怨一行,这很正常。但他们大都是发完牢骚后,该干啥还干啥去,仍然乐此不疲地看病、做手术。确实有辞职不干的、另谋高就的,但哪个行业不是这样?医学这个行业反倒转行的少,稳定得多。

既然都是人,就都有烦恼的时候,除非像弥勒佛,天天笑口常开,但那是神,不是人。

以我观察,医生有一些共性的烦恼,比如收治病人住院后,在规定的时间里要完成病历书写;在年终岁末时,要撰写个人总结述职;在职称晋升时,要发表专业学术论文等。对此,有些医生烦不胜烦。

一句话,许多医生厌烦"写",但又绕不开"写"!

要写病历,不写病历就扣罚奖金!

要写总结,不写总结年终考核就可能不合格!

要写论文,不写学术论文就不能晋升技术职务!

反正是不写不行,不写就甭想当好医生,更别说成为名医、大医。

就说写病历吧,记得我上大学时,有一学期的见习,还有第五学年的实习,总共有一年半的时间在医院,一个主要的任务是写病历。

带教医生都喜欢多带学生,大有用处啊,谁谁谁,又收治了两位住院病人,抓紧时间把病历写写。

现在好像不让学生写病历了,但那时候学生是可以写的。

于是,就有许多关于实习生写病历的糗事:

病历主诉:尿尿尿不出尿来3天。

病程记录:今天天气暖洋洋,我随主任去查房,主任问病人怎么样,病人说好,主任笑了,病人也笑。

交班报告:今夜病房静悄悄。

术前小结:万事俱备,只欠手术。

抢救记录:主任三步并作两步冲到病人床前,当胸一拳……

死亡讨论:大家一致认为,此病人该死。

…………

这些雷人的病历从哪里来,都说是实习生写的。

这些实习生的"诊断学"难道真是体育老师教的?

不过,现在写病历有捷径,都用电脑书写,有现成的模板,用好剪切、复制、粘贴,病历也就不难搞掂。很幸福!

这是科技发展带来的便利!

写病历便利了,但写论文就有点麻烦。

尽管现在写论文不像以前了,不想写时粘粘贴贴就可能蒙混过关。

但什么事有利就有弊,这是辩证的,不能什么好处都是你的。

因为今非昔比,现在科技发达啊!

各期刊社都有专业的检索工具,你的文章有多少是剪贴来的,一检索,几秒钟就能显示出来。如果都是剪贴的,抄别人的,那多丢人现眼。

当然,这是太低级的造假,已经很少有人使用了,太容易被发现了,不然就是缺心眼!

我知道,许多医生烦写论文,都说我们是医生,看好病就行了,晋升职称还要求发表论文干吗? 这是折腾人、为难人! 要坚决改革,晋升职称不再同论文挂钩。

在此,本着不争论、不吐槽的原则,我想提几个问题供大家思考。

如果说论文容易造假,试问用其他标准评价就不容易造假吗?

如果不用论文作为评价标准之一,试问还有多少其他标准能够客观反映医生的水平呢?

如果说基层医生条件有限,很难写出论文;大院校的医生工作太忙,没有时间写论文,试问什么人才适合写论文呢?

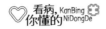

平心而论,写论文能够促使医生多思考、多总结,增强业务能力,提高科研水平,更好地服务患者,还能有效推动医学科技水平的提升。

我确信,这几句话,应该能得到公认。

不多说了,说多了,可能就有人骂娘了!

但有一点,你当医生,就绕不开"写"!

"写"出来的名医

拿破仑说:"不想当元帅的士兵不是好士兵!"

我要说,不想当名医的医生不是好医生!

既然当医生,当然就想当名医。我估计,大家都是这么想的。如果有人说,我就没想,那要么是你抬杠,要么是你没说实话。

怎么当? 这自然不用我说,地球人都知道,要德才兼备! 这是选拔干部的基本原则,也是名医的评价标准。

我要说的是,除了医德和医技,你还要会写,写得好,特别是你想成为一代名医,能够名垂千古。

中华文明源远流长,中国医学博大精深,古往今来,名医辈出。

看看这些古代名医走过的路,你就会坚信我的"论断"。

不过,中国古代名医还真是不少,不可能让他们一一登场,我只选择大家认可度比较一致的 10 位医生。

现在,就让我们一起来观看"中国古代十大名医",先请他们闪亮登场:

扁鹊、华佗、张仲景、皇甫谧、葛洪、孙思邈、钱乙、宋慈、李时珍、叶天士。

需要特别声明的是,此排名只是按"年龄"大小排列。"中国古代十大名医"没有经过权威专家评选,只是鄙人综合各方意见确定的,一家之言,仅供本书使用。如哪位大家觉得自己没有被录入名册,没有实至名归,敬请您老人家在九泉之下谅解!

不过,这一声明似乎多余,古代那些大医家都是宰相肚里能撑船,气量大,水平高,谁还会跟我们这些晚辈计较?

既然这样,那我就放开解说了。

即将出场的"中国古代十大名医",个个才高八斗、德艺双馨,获此殊荣是众望所归。

有人问,他们距离我们那么遥远,现在都生活在天堂里,不能为我们看病了,但为什么还有那么多人了解他们、铭记他们、敬仰他们?

问得太好了,答案就是我想要说的一句话:

他们都是"写"出来的!

"写"出来的?一点不错。

一方面是被人写。他们演绎人生传奇,史学家、文学家妙笔生花,描绘出精彩绝伦的故事,得以代代相传。

一方面是自己写。他们学而优则仕,在临证之余笔耕不辍,撰写的医学著作至今为我辈所用,得以流芳百世。

所以,从某种意义上说,他们一直活着。

扁鹊,被称为医祖、医仙,创造了中医望、闻、问、切四种诊断方法,奠定了中医临床诊断和治疗的基础,开启了中医学的先河。相传中医典籍《难经》为他所著,据《汉书·艺文志》记载,他著有《内经》和《外经》,均已散佚。

华佗,被称为医神,可使用"麻沸散"为病人做开颅、剖腹手术,是中医外科的鼻祖;发明的五禽戏至今为健身者广为使用。著作《青囊经》散佚,现存有华佗《中藏经》,但考证为宋人所著,以华佗名义出版,可能收集了一些他尚存的佚文。

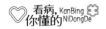

这两位前辈写的著作都没留下来,但何以能入选十大名医?

虽然自己写的没了,但被人写的故事火了。

一个是医仙,一个是医神,都是神仙级别的人物。把医生都写成了神仙,哪能不火?

什么是"仙"? 就是人站在高山上,站得高看得远,他能看见别人,别人看不见他。看不见了,就只有传说了。

扁鹊老祖先的传说很多,但影响最大的是《扁鹊见蔡桓公》,这个故事最早见于《韩非子·喻老》,《史记·扁鹊仓公列传》里也有记载,不过《史记》里的病人是齐桓侯不是蔡桓公;不过,给谁看病不重要,重要的是看病的过程都一样。

《史记》是中国史书的典范,"二十四史"之首,被鲁迅誉为"史家之绝唱,无韵之离骚"。

作者司马迁也是一位牛人,是史学家中的泰斗、文学家中的大腕,写谁谁火。

《扁鹊见蔡桓公》入选中学课本数十年,选自《韩非子·喻老》,并非《史记·扁鹊仓公列传》。

扁鹊第一次见蔡桓公,只站了一会儿,就看出桓公有病。

看这水平高吧,只看了看就知道有没有病;哪像现在的有些医生,好像不动用"机器"就看不了病。

扁鹊看出了病,但桓公不认可,反而认为医生好大喜功,把没病的人当病人治。

这是嘲笑扁鹊啊!

可扁鹊是谁啊,不仅医术高,医德还好,不跟桓公计较,坚信自己的判断。

之后,扁鹊每隔十天来看一次,提醒桓公抓紧时间看病,不然会加重。

桓公不仅不听，还非常不高兴，扁鹊你烦不烦啊，你是不是希望我真得病啊？

一个月后，扁鹊远远看见桓公就跑，不见他了。

桓公觉得好奇，这次怎么不说话呢？就派人去问原因，扁鹊说：

"病在皮肤纹理之间，用热敷就能治疗；病在肌肉和皮肤里面，用针灸可以治好；病在肠胃里，用几剂汤药可以治好；病在骨髓里，那是阎王老爷管的事，医生是没有办法的！"

桓公还不以为然。

五天后，桓公发病，全身疼痛，立即派人四处寻找扁鹊，可哪里找得到？

扁鹊逃到别国了。

扁鹊知道治不好桓公的病，一些王公贵族可能就会怪罪医生。这帮爷们儿可不好惹，比现在的"医闹"更厉害，搞不好就会让医生人头落地，那还不赶快跑啊！

就这样，桓公不治而亡。

这是固执己见的代价，也是讳疾忌医的代价。

《扁鹊见蔡桓公》的故事扣人心弦，人物刻画栩栩如生，写得好啊！所以神医扁鹊的故事能够家喻户晓，流传至今。

再说医神华佗，他的传说也很多，但大都来源于《后汉书》和《三国志》。

《史记》《汉书》《后汉书》和《三国志》称为"前四史"。

也就是说，在"前四史"中，就有"两史"记录了华佗。

厉害吧！

让我们来看看华佗看病：他用药治病，方子只用寥寥几味药，却往往

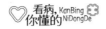

是病人服下药,他离开后不久,病人就痊愈了!

不知大家注意到没有,中医名家看病通常用药简单,处方用药不多,因为心中有数啊!就像华佗一样,处方简单,效果还好,甚至药到病除。

华佗用针灸治病,每次只扎一两个穴位,下针时对病人说:"针感应该到某处了,如果到了,告诉我。"当病人说"已经到了",应声便起针,病痛很快消除。

华佗还开展外科手术,如果病患郁积在体内,扎针吃药无效,他就让患者服用他配制的"麻沸散",一会儿病人便如醉死一样,毫无知觉,于是华佗开刀取出结积物。

病患如果在肠中,就切除肠子的患病部位,清洗伤口及感染部位,缝合刀口,用药膏敷上;四五天后,病好了,不再疼痛;一个月之内,伤口便愈合了。

真高,这就是中医外科!

今天,我经常听到这样的疑问,中医还有外科?还会手术?

这话有多可笑!这话有多么的不自信!

在1800多年前,华佗就发明了麻醉药"麻沸散",能够手术剖腹、开颅。华佗曾想手术治疗曹操的头痛,可曹操天生猜忌,拒绝手术签字,还疑心华佗想害他。

不过这也能理解,在那个年代,要在头上打个大洞,谁不怕呀?就是放在今天,如果要做开颅手术,也没几个人能够淡定的。

说华佗是"外科鼻祖"毫不夸张,在1800多年前,能像华佗这样做手术,还是高难度手术的医生,我敢肯定,国外根本没有!

真不能再妄自菲薄了!

中国古代有"四大发明",分别是造纸术、印刷术、指南针、火药。如果要说成"五大发明",那第五大发明非中医药莫属!

至今,仍有一小撮人叫嚣要消灭中医。这些人要么是无知,他们根本不了解中医药;要么是汉奸,想毁灭中国灿烂的历史文化!

中医药是中国文化的瑰宝,必须大力挖掘,汲取精髓,让其焕发新的勃勃生机。

这才是真正的文化自信!

华佗治病自信神奇,方法多样,用药、用针、用刀均能治病,可他还有更神的,什么都不用就可以治好病。

一个郡守久病不愈,请华佗看病。华佗望、闻、问、切后,首先不是谈病,而是谈钱。

这不俗气,看病必须花钱挂号,必须花钱检查,然后才是花钱治疗,先谈钱也符合常规、符合常理。

郡守是当官的,相当于市长一级的领导,就叫他市长吧。市长当然不差钱,那就给吧。

不行,这太少!

再给,还嫌少!

没事,再加,还是嫌少!

市长心里那个气啊,都快要冒火了。咋就碰到这样一位贪财的主,没完没了地要钱。

可气归气,钱还得给呀! 这不人家是名医,咱治病要紧呀!

给! 给! 给! 只要他要就给,要多了撑死他,等我病好后再收拾他,吃了让他吐出来!

也不知给了华佗多少银子,反正是很多很多,连市长都觉得有点吃力。

钱收了那么多,总该开始治病了吧。

什么,华佗卷钱跑了?! 原来遇见了一个大骗子!

花了那么多钱,还没搞明白得了什么病,还没吃上一口药,连人影都找不到了。

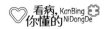

更可气的是，华佗还留下一封信，极尽讽刺、挖苦之能事，把市长臭骂了一通。你还当什么市长，就是一弱智、一白痴！

丢人啊！这么大个市长就这样被骗了！

气人啊！这么大个市长还从没受到这样的羞辱！

市长是越想越气，急火攻心，突然，"哇"的一声，鲜血喷涌而出，可他吐出的血不是咱们常见的鲜红鲜红的血，而是一团团乌黑乌黑的瘀血块。

完了，完了！这不是要了领导的命吗？手下的一帮人急得手足无措。

没想到的是，市长吐完血，一漱口，一晃头，竟然神清气爽，病好了！

原来，这是华佗设计好的"局"，市长是气结所致，要想根治，必须让他再一次动怒，最好是大怒。

这是用情志治病。

中医认为，人有七情，也就是喜、怒、忧、思、悲、恐、惊，当人受到七情的刺激后，身体会产生一种反应，称为情志。

如果人体受的刺激过重，平衡就会被打破，华佗用情志疗法治病，就是要恢复这种平衡。

怎么样？

华佗真神医也！

扁鹊、华佗两位神医的一生是传奇的一生，是救死扶伤的一生，是不辞劳苦的一生，也是奉献爱心的一生，确实值得大书特书。

前两位神医，我们大都记住的是他们的传奇故事，而其他的八位名医，尽管也有不少传奇故事，但我们记忆更深的是他们的著作。

前两位是被人写，后八位就是自己写。

"医圣"张仲景,代表作《伤寒杂病论》。这部著作确立了中医学"辨证论治"的基本原则,奠定了中医治疗学的基础,是我国最早的一部理法方药俱备的经典著作。

中医有两大核心观念:一是整体观念,二是辨证论治。

什么是整体观念呢?最早较为完整地论述整体观念的书就是赫赫有名、如雷贯耳的《黄帝内经》。包含了三方面内容:一是人体是一个有机的整体,二是人与自然环境的统一性,三是人与社会环境的统一性。即使没学过中医的人,这时可能也有点感觉了,说得真像一回事,好像有点哲理呀,可这些跟医学好像关系不大吧。

别急,下面我继续简单、通俗地介绍了:

人体是一个有机的整体,缺了哪一个零件都不行,都是相互配合相互影响的,比如腿痛,有时就不是腿有毛病,可能是腰椎出问题了,所以中医从不干"头痛医头、脚痛医脚"的事。

人类是自然界的产物,又在自然界中生存,人与自然环境是统一的,人的身体健康必然受到自然环境的影响,比如说你从没有冬泳过,数九寒冬的,非要跳到冰窟窿里去游泳,结果轻则感冒,重则冻死你个龟儿子。

那人与社会环境是怎样统一的呢?人不仅是自然界的人,也是社会的人。三国时期潇洒倜傥的吴国大都督周瑜,算计不过诸葛亮,竟然被气死了;范进参加乡试屡试不中,54岁考中举人,一激动竟然疯了。可见,人体的健康与社会环境也息息相关。

这样一讲,是不是对中医的整体观念有些明白了?

再说说辨证论治,顾名思义,包括辨证和论治两个过程。

辨证就是认证识证的过程。证是什么?说多了就有点复杂。简单点说,用我的理解说,证包括了我们通常说的症状,还有症状产生的原因,既有疾病的现象,又有疾病的本质。

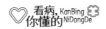

论治就是治疗,根据认识的证,对症治疗,这个很容易理解。

辨证论治是张仲景确立的,就在他撰写的《伤寒杂病论》这部著作中提出来的。

学中医的人都知道,学中医要读经典,其中必读的两部经典就是《黄帝内经》和《伤寒杂病论》。

中医院校的学生要读,成名成家的也在读,"神医"华佗读了《伤寒杂病论》这本书,啧啧赞叹说:"此真活人书也。"连华佗都佩服,称赞这是一本救命的书!

清代医家张志聪说:"不明四书者不可以为儒,不明本论者不可以为医。""本论"就是《伤寒杂病论》。意思是不读四书五经就不能称之为读书人,不读《伤寒杂病论》就不能称之为医生。

"医圣"之誉,当之无愧!

"针灸鼻祖"皇甫谧,其代表作是《针灸甲乙经》。这部著作是我国第一部针灸学的专著,奠定了针灸学科理论基础,是针灸学的经典著作。

先说它有多经典吧,自打《针灸甲乙经》问世后,不论是宋朝的王唯一创制针灸铜人,还是明、清诸多针灸学者编撰针灸书籍,几乎无不以之为主要依据。

也就是说,此后的针灸学研究,从未有人超越皇甫谧的。

一直被研究,从未被超越!

《针灸甲乙经》的学术地位一骑绝尘!

如今,针灸学不但在国内广为应用,而且已风靡世界。世界卫生组织已把针灸列为治疗专项,深受各国人民的欢迎。

2018年10月24日,来自美国白宫官网的一份公告称:特朗普已经签署了一项名为H.R.6的法案,这部法案旨在寻找治疗病人疼痛的替代性药物和治疗方法,以遏止阿片类止痛药物在美国的泛滥。

这个法案中提到中国针灸和按摩疗法已经被列为替代性疗法,这是针灸首次进入美联邦法律文件。这次特朗普终于靠谱了!

如果进展顺利,一旦美国卫生部门批准,针灸就成为疼痛替代疗法之一,纳入美国联邦保险,病人花费可以报销。

目前,美国50个州中的47个州,还有华盛顿特区都已通过立法让针灸合法。据《医学补充疗法》报道,截至2018年1月1日,美国有执照的针灸师数量达37886名。美国全国健康访谈调查项目2012年的调查数据显示,美国1538万成年人使用过针灸。

从这些数据看,针灸在美国也是相当的"火",特朗普只是顺应民意罢了。

许多人不知道皇甫谧在国外有多牛,这样说吧,在世界文化史的中国历史名人中,皇甫谧与孔子齐名,是名副其实的名扬海内外。

皇甫谧和他的《针灸甲乙经》影响了世界!

"急救鼻祖"葛洪,代表作是《肘后救卒方》。这部著作主要记述了各种急性病的治疗方法,是我国第一部临床急救手册。

要介绍葛洪和他的《肘后救卒方》,还必须谈诺贝尔奖。葛洪没获诺奖,但获诺奖的屠呦呦老太太就与之渊源很深了。

屠呦呦在研发抗疟疾新药时,灵感就来源于葛洪《肘后救卒方》中的治寒热诸疟方:"青蒿一握,以水二升渍,绞取汁,尽服之。"

"绞取汁"是什么意思呢?是取药汁的方法之一。就是新鲜的药材洗净、捣碎后,用洁净的白细布或纱布包裹,绞取汁。

不对呀!不是我看出来了不对,是屠呦呦看出来了,中药一般都是煎服,用火熬制出来的,但这里为什么是"绞"而不是"煎"?

屠呦呦就想呀,就思考呀,是不是这样,在高温下,青蒿的有效成分会被破坏?

太厉害了! 一下子抓住了问题的根本,离诺贝尔奖只剩一步之遥了。

屠呦呦他们以前是用水萃取青蒿,水的沸点是 100 摄氏度。于是,他们就改成用乙醚萃取,乙醚的沸点是 34.6 摄氏度左右。

如果是这个温度的水,手伸进去就会感觉有点凉,因为人的体温一般是 36.5 摄氏度,高于乙醚的沸点温度。

这是一个具有划时代意义的事件,1971 年 10 月 4 日,屠呦呦他们从中药青蒿中获得提取物,具有 100% 疟原虫抑制率,取得中药青蒿抗疟疾研究的巨大突破。

不多说了,葛洪的水平如何,大家自己判断吧!

"药王"孙思邈,代表作是《千金要方》《千金翼方》。这两部著作对中医学的生理、病理、诊断、治则、药物、方剂等基础理论均有精辟论述,被誉为中国古代的医学百科全书。

介绍孙思邈,我只说三件事:一是他的年龄,二是他的文章,三是无数的庙宇。

孙思邈活了 102 岁,还有人说他活了 141 岁,反正是百岁老人、长寿之星。《千金要方》在食疗、养生、养老方面均有论述,他实现了理论与实践的有机统一。

看看他老人家的实际年龄,还有什么话可说呢?

再说他的文章,许多人都知道,特别是中医院校的学生,那是必读的,这篇文章就是《大医精诚》。

孙思邈的《大医精诚》,被誉为"东方的希波克拉底誓言"。它明确地说明了要当一名好医生,一是要精,在技术上精益求精;二是要诚,要有良好的医德。

这篇文章的影响力太大了!

最后说说庙宇。在中国的庙宇中,有一类庙宇叫药王庙,这个药王是谁呢? 还真不是一个人,不过都是古代名医,诸如神农、黄帝、扁鹊、华佗、张仲景、邳彤等,但最多的还是"药王"孙思邈。

在中国四大药王庙中,陕西耀县(现称耀州区)药王庙、北京丰台药王庙均供奉有孙思邈。

一个医生,能被后人建设无数的庙宇供奉,这才是真正的永垂不朽!

"儿科鼻祖"钱乙,代表作是《小儿药证直诀》。这部著作是我国现存的第一部儿科专著,也是世界上最早的儿科专著。它第一次系统地总结了对小儿的辨证施治法,使儿科自此发展成为独立的一门学科。

钱乙在儿科学的影响有多大? 这样说吧,你到各家中医院儿科看看,看病的患儿那是真叫多,用人山人海形容都不夸张。

中医儿科有特色,有优势,备受广大父母青睐。可只有业内人士才知道,现在临床上使用的方子,许多都是老前辈钱乙首创,如痘疹初起的升麻葛根汤、治小儿心热的导赤散,等等,太多了,不一而足。

钱乙还有一个特点,就是广博通达,"不名一师",不拘泥某一师门,善于化裁古方,创制新方。

这可不得了,用现在的话说,钱乙是开拓型人才、创新型人才!

说一种大家都知道的,最为出名的中成药,猜对了,就是六味地黄丸,方子就是钱乙的,由熟地黄、山药、山茱萸、茯苓、泽泻、丹皮组成。

如果说这方子是钱乙首创的,还真不能这么说。

张仲景在《金匮要略》中记载的八味肾气丸,由干地黄、山茱萸、薯蓣、泽泻、丹皮、茯苓、桂枝、附子组成。

我们对比一下就会发现,六味地黄丸就是八味肾气丸的化裁。

"我之所以成功,是因为我站在巨人的肩膀上。"这是大科学家牛顿说的。

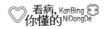

钱乙站在了"医圣"张仲景的肩膀上,不成功才怪!

我还有一个问题,在中国,生产六味地黄丸的药厂有多少呢?同仁堂、九芝堂、佛慈……太多了,我也不知道有多少。

如果申请了专利,可以肯定的是,钱乙一定是世界上最有钱的医生。

"法医学鼻祖"宋慈,代表作是《洗冤集录》。这部著作总结了宋代以前法医方面的经验及他本人四任法官的心得,是世界上最早的法医学专著。

提及宋慈,大家可能会感到陌生,但提及电视连续剧《大宋提刑官》,就会想起那位铁面无私、断案如神的宋提刑。

不错,这位宋提刑的原型就是宋慈。《大宋提刑官》在央视热播后,更多的人认识了这位"法医学鼻祖"。

宋慈办案讲证据、重检验,他在《洗冤集录》开篇写道:"狱事莫重于大辟,大辟莫重于初情,初情莫重于检验。"

意思就是说,刑罚中最重的莫过于杀头,其判决依据就是案情,而判断案情轻重则主要依赖检验。

通过检验,可以还原案情真相,决定着犯罪嫌疑人的生死。

可见法医有多重要!

《洗冤集录》中记录了一个《晒镰刀》的故事。

一个男子被杀,浑身有伤十余处,经验伤,初步判断为镰刀所砍。

检官勘验现场,发现财物无损、衣物俱在,断定不是谋财害命,而是一桩仇杀案。

谁与死者有仇,一调查就清清楚楚。

犯罪嫌疑人很快被锁定!

按照一般的破案路数,就该收网抓人了,先审讯,胆小的,一般不怎么费劲就招了。

如果不招，大刑伺候，打你个皮开肉绽，一般没有几个能扛住的，还是招了吧，免得多受皮肉之苦。

前面说过，宋慈办案讲证据，要有完整的证据链。

对，还要找到凶器。

那就找吧，可嫌疑人家的镰刀没问题呀，没发现一点血迹。

看起来得拿出真本事了！

兄弟们，把周围人家的镰刀都找来，给我一排一排地摆开，我要晒镰刀。

这是干吗呢？老百姓都觉得奇怪，纷纷跑过来看热闹。

时值盛夏，赤日炎炎。

开始时，没发现这七八十把镰刀有什么异样，可不大一会儿，眼尖的人发现，有一把镰刀上有苍蝇聚集，而且是越来越多。

"这把镰刀是谁的？"

"老爷，是我家的。"回答的正是被锁定的犯罪嫌疑人。

"给我拿下！"

"老爷，您凭什么抓人啊？"犯罪嫌疑人还在装糊涂。

好吧，让你小子死个明白，你以为杀人后，擦干镰刀上的血迹就万事大吉啦？

苍蝇都聚集在你家镰刀上，知道为什么吗？你虽然擦干了镰刀上的血迹，但血腥气仍在，苍蝇嗜血，就都飞落到这把杀过人的镰刀上。

我嘞个娘哎，太厉害了！老爷，我招，实在是无话可说了。

有人称宋慈是中国的福尔摩斯，我却不太认可，福尔摩斯是虚构的人物，故事都是英国作家柯南·道尔编写的。宋慈大法医的故事是真实的，是世界法医学史上的真正 NO.1（第一个）！

李时珍，代表作是《本草纲目》。这部著作有 190 多万字，记载了

1892 种药物、11096 个方子，是中医药古籍中的巨著。

其影响有多大？我只说两个人的评价，还是两个外国人。

一个是达尔文，英国著名生物学家，进化论的奠基人，是影响过全世界的科学家。

在达尔文的著作中就多次引用《本草纲目》中的研究成果，并称之为"古代中国百科全书"。哈哈，这么厉害的角色都佩服李时珍！

另一个是李约瑟，英国现代生物化学家、科学技术史专家，被称为"达尔文第二"，是中国人民的老朋友，曾受到毛泽东、周恩来的接见。

可能有些人不熟悉李约瑟，有必要插播一段花边新闻帮助大家了解。

其实，李约瑟是他的中国名字，是一个中国留学生鲁桂珍给他起的名字。开始时，他不会说中文，是认识了这位中国美女后，才慢慢变成一位中国通的。

李约瑟与鲁桂珍是一见钟情，他们的爱情故事被传为佳话。

可能是爱屋及乌，李约瑟喜欢上了中国文化，开始研究中国科技史，用时 45 年，编写出版了《中国科学技术史》。

这是一部全面介绍中国科学技术发展过程的鸿篇巨制，4500 多万字，全面系统地向全世界展示中国古代科技成就，用无可争辩的事实证明：中华民族为人类文明与进步，做出了不可磨灭的巨大贡献。

李约瑟也是够牛的了！

这位"牛人"在《中国科学技术史》中这样说："毫无疑问，明代最伟大的科学成就，就是李时珍那部登峰造极的《本草纲目》。"

不说了，李时珍在中国是妇孺皆知、家喻户晓。

因为，在小学教科书上，有一篇课文《李时珍》，十几岁的孩子都知道。

"温病学鼻祖"叶桂,字天士,代表作是《温热论》。这部著作为温病学说的形成奠定了理论和辨证的基础,一直被后世医家奉为经典、推崇备至,它不仅对温病学,而且对整个中医学都有着深远的影响。

叶桂一生治学严谨,医术精湛,功勋卓著,堪称一代大师。

叶桂在世 80 年,临终前告诫他的儿子们说:"医可为而不可为,必天资敏悟,读万卷书,而后可借术济世。不然,鲜有不杀人者,是以药饵为刀刃也。吾死,子孙慎勿轻言医。"

话都说到这份儿上了!学医就要勤学苦练,学到真本事。没有金刚钻就别揽瓷器活,否则,当一名庸医就是用药物杀人。

看看叶桂他老人家,谦恭治学的精神,敬畏医学的态度,是不是让我辈汗颜?

叶桂是怎么好学的呢?从 12 岁到 18 岁,他先后师从 17 位名医,甚至不惜改名换姓求师学艺。

山东有位名医,刘老先生,擅长针灸,叶桂想去拜师学习,但没人引荐。

一天,刘老先生的外甥小赵登门,找叶桂看病。

开什么玩笑,你舅舅是大咖,还找我看什么病?

不行,我舅舅不行,治不了我的病,他比起叶大师您老人家,差得远着呢!

客气话先不说了,治病要紧。

吃了几服药后,小赵同志痊愈。

小赵同志感激啊,想报答叶桂,只要您老有什么要求,我一定尽量满足。

叶桂心里乐了,不用客气嘛,这是我应该做的;不过,如果你能把我引荐给你舅舅,跟随他学习针灸,我就十分感激了!

没问题,没问题!

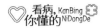

小赵同志转念一想,不对呀! 不行,不行!

您老人家声名远播,如雷贯耳,我舅舅哪敢收您这样的学生。

没关系的。要不这样,我改名换姓,先不暴露身份。

就这样,叶桂成了刘老先生的一名徒弟。

不久后的一天,有人抬来一名孕妇,神志不清,奄奄一息。

刘老先生一把脉,心头一紧。

一摆手,抬回去吧,对不起,我无能为力,没法治了。

叶桂一直在旁仔细观察,看出了病证,碍于师父在场,自己不便出手。

毕竟是人命关天,叶桂不得不站出来,在孕妇的脐下扎了一针,就让人把孕妇抬回家了。

不一会儿,就传来消息,孕妇在家顺利生产。

刘老先生惊讶了,不对呀,这个新收的徒弟咋这么厉害,绝对不是寻常之人。

纸包不住火,再也隐瞒不住了。

对不起师父,我就是叶桂,之所以改名换姓,只是为了拜师学艺。

真是折杀老夫,您就是大名鼎鼎的叶大师,我哪敢在您面前称师父啊!

刘老先生感动不已,就把毕生所学全部传授给了叶桂。

如此谦恭好学,叶桂不功成名就才怪!

中国古代十大名医悉数亮相,尽管篇幅不长,但我这个解说员已是大汗淋漓。

太难了,这个解说太难了!

他们每个人都能写一部长篇巨著,都能拍一部电视连续剧,就这么只言片语,的确愧对众位前辈!

不过，也没关系，我这不是写小说，也不是拍电视剧，只是要印证一句话：

名医都是"写"出来的。

这就够了！

医生中的作家

说了这么多，我要表达的是两层意思：

一是你要当医生，就必须学会写，不写就当不了医生，更当不了好医生。

二是好医生都一定写得好，如果写得更好，能够著书立说、流芳后世，就能成为名医、大医。

第一句话，当医生的，不会写不行！

第二句话，当医生的，也都能写！

我再加上第三句话，当医生的，还有不少写得非常好的！

医生能够妙笔生花，写出锦绣文章，还当什么医生？还不如去当作家。

说得好，我要说的就是弃医从文。

当然，第一个非鲁迅莫属。

鲁迅是我国著名的文学家、思想家、教育家，"五四"新文化运动的重要参与者，中国现代文学的奠基人。毛泽东曾评价："鲁迅的方向，就是中华民族新文化的方向。"

中国现代文学第一人！

鲁迅先生为什么弃医从文？他在《藤野先生》这篇文章里给予了回答。

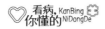

　　这一学年没有完毕，我已经到了东京了，因为从那一回以后，我便觉得医学并非一件紧要事，凡是愚弱的国民，即使体格如何健全，如何茁壮，也只能做毫无意义的示众材料和看客，病死多少是不必以为不幸的。所以我们的第一要著，是在改变他们的精神，而善于改变精神的是，我那时以为当然要推文艺，于是想提倡文艺运动了。

　　也有人提出异议，说鲁迅学医时挂科多、成绩差，不得已才放弃医学的。

　　真的是这样吗？

　　我这儿有一份鲁迅在日本仙台学医的成绩单：解剖学59.3分、组织学73.7分、生理学63.3分、伦理学83分、德语60分、物理60分、化学60分。

　　平均65.5分！

　　初看分数似乎不高，如果稍作分析会发现，鲁迅的成绩一点都不差。

　　全班同学142人，鲁迅排名第68名，中等偏上水平，这成绩不能算差吧？

　　关键是142名同学中，就鲁迅一个"外国人"，听课、记笔记、考试答卷全都用日语。单说要克服语言的障碍，就得有多难啊！

　　鲁迅唯一的挂科是解剖学，但离及格分仅差0.7分，不到1分。

　　藤野先生就是鲁迅的解剖课老师，但老先生真有点"迂腐"，如果把这个分数放在现在的中国高校，老师肯定会习惯性地关照，送个"60分万岁"。即使再少点，老师也极可能会网开一面，睁一只眼闭一只眼，让同学们放水过关。况且，他们俩还是忘年交。

　　藤野先生还真不是"迂腐"，是太"迂腐"！

　　学过医的都知道，开始学解剖时，都觉得很难，考试分数也普遍偏低。鲁迅当时的解剖课考试，全班及格率也很低，许多日本学生都学不明白。

事实上，鲁迅的这个 59.3 分，可能还不低，不然就不会引起几个日本偏激少年的嫉妒、怀疑：我们的考分都这么低，你一个"支那人"，能这么牛，肯定是作弊！

这几个浑小子还匿名给他写了一封信，里面有一句话：

你悔改吧。

记得我上初中时，在学习了《藤野先生》后，同学们经常引用这句话：

你悔改吧。

这件事闹得很大，还闹到了学校。

这些都在《藤野先生》里有相关记录。

鲁迅先生学医学得好，当然写得更好！

除了鲁迅先生，还有不少赫赫有名的作家，他们也是弃医从文。

郭沫若、冰心、冯唐、毕淑敏、池莉、余华、契诃夫、柯南·道尔、渡边淳一、济慈、克莱顿，等等。这些名家，大家可能熟识，我不再一一介绍，如有不太熟的，可上网查查，反正都是"牛人"！

在这里，我只强调一句话，在中国现代文坛上，当之无愧的两面旗帜，一个是鲁迅，一个是郭沫若，他们都是弃医从文的。

这些弃医从文的作家，我喜欢称他们为"作家中的医生"。

他们首先是作家，还是著名作家，只是学过医，或者曾经当过医生，也有一生没有放弃行医的，但有一点，他们在医学上的成就并不大。

既然有"作家中的医生"，就有"医生中的作家"。

"医生中的作家"首先是一名医生，还应该是名医，不然只能称之为"作家中的医生"。

既是名医，也是作家，这样的"牛人"不多，但也不能说没有。名副其实的，还是要首推"中国古代十大名医"。

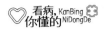

"不为良相，即为良医。"有人说是三国诸葛亮说的，也有人说是北宋范仲淹说的。谁说的不重要，重要的是说得真好！

古人读书的目的特单纯，就是做官，能做大官更好。尽管读书人不多，但相对能考取功名、顺利取士的来说，还有很多读书人当不了官，名额有限啊！

古代科举制度的鼎盛时期是明朝，如果读书人想做官，明成祖以后，几乎都必须科举取士，参加国家公务员考试；而要参加"国考"，必须先入国子监"读大学"，成为监生，相当于现在的大学生。

那么，哪些人可入国子监呢？

一是考进来的，明代的府、州、县三级国子监组织"童试"，相当于现在的高考，选拔出来的生员（秀才）分别进入府学、州学、县学。

二是参加过乡试，考中举人的也可以进入国子监，估计相当于现在的研究生。

三是官二代，靠权力进入国子监。

四是有钱人，靠银子进入国子监。

这就有点像美国的高校，都是自主招生，除了正常的招录，还要留取一定的名额，直接录取一些政治家、企业家的子女。从这点看，还是我国现行的高考制度更公平！

入国子监似乎不那么公平，可科举考试就公平多了。

明朝正式科举考试分为乡试、会试、殿试三级。

乡试是由南、北直隶和各布政使司举行的地方考试。地点在北京、南京府和布政使司驻地。每三年一次，考中的称举人，俗称孝廉，第一名称解元。

会试是由礼部主持的全国考试，考中的称贡士，俗称出贡，第一名称会元。

殿试由皇帝亲自主持，应试者为贡士。录取分三甲：一甲三名，第一名称状元,第二名称榜眼,第三名称探花;二甲赐进士出身;三甲赐同进士出身。一、二、三甲通称进士。

考中进士就前途无量了,最差的也要任命个知县,弄个县长干干。可以这样说吧,如果不出意外,比如身体原因、腐败被查等,这些人最终大都能混个省部级以上干部。

这就厉害了! 的确是厉害,可考上不容易啊,三年一考,每次录取的人数不定,最少的 31 人,最多的 472 人,平均每科 276.5 人。

276.5 人! 不错,全国就这么多人,意味着每年平均只录取 90 多人。

那么多读书人做不了官怎么办? 当然不能在一棵树上吊死,更不可能把他们打死。但这些人总得找点事干,给他条出路吧!

除了一部分人恪守儒道,继续修身齐家、过他的耕读生活之外,多数人还有两种职业选择:一是当教师,设馆授徒或受聘于私塾,教书育人,继续传承儒家薪火;其二便是当医生,"秀才学医,笼子抓鸡",古代文人学医是很容易的事,差不多一半的书生最后悬壶济世,走上救死扶伤、治病救人之路。

此时此刻,我突然想到了美国的医学教育,中学毕业好像不能直接考医科;如果想学医,本科毕业后才能申请,还要是理工科毕业的。现在看来,还真是很有道理。

"穷则独善其身,达则兼济天下。"这是孟子说的,典型的儒家思想。当官以及教书、行医,都可以拯救苍生、造福百姓。

所以,古人把教师、医生尊称为先生。直到今天,在农村的一些地方,只有两类人可称为先生:一是医生,二是教师。

在张仲景的故乡河南南阳,医圣祠的香火至今不绝。今天,我们走进医圣祠,还能见到这样一块石碑,上面书有"阴阳有三,辨病还须辨证;医相无二,活国在于活人"。这是我国现代中医学家、中医教育家任应秋先生书写的。

上联是评价张仲景在中医学上的贡献，创立了"辨证论治"理论；下联是"不为良相，即为良医"的另一种注解，当官和行医都干的是一样的活，都是让人能活下来，活得好一点，活得健康快乐幸福。

古代的读书人有两大特点：一是字写得好，二是文章写得好。因为要参加各种选拔考试，比如乡试、会试、殿试等；古人的考试主要看写字和作文，有了科举指挥棒，一点都不能偏科，只有老老实实写好文章。

是不是也有写不好的？当然有，估计这类人连秀才都混不上。

科举有别于高考，科举考试科目少，主要考的就是写文章，写不好就不可能考好，不像现在的高考，学好数理化，语文成绩即使差点，也照样能考上一所不错的大学。

我们再来看看"中国古代十大名医"，每个人都是读书人，几乎都做过官。当然，官有大有小，时间有长有短，不过，最小的官也不会太小，至少相当于卫生健康局局长吧！

不过，也有例外，就是"针灸鼻祖"皇甫谧。

皇甫谧学识渊博，品德高尚，声名鹊起。皇帝知道了，这是人才啊，让他来做官吧！

别人想做官，可皇甫谧与流俗异趣，不趋炎附势，不稀罕当官，婉言谢绝了。皇帝就觉得奇怪，不会吧，不能啊，这世上还有不愿做官之人？

皇帝就一次又一次地下诏，弄得皇甫谧心烦意乱，这可咋办啊？毕竟是皇帝啊，如果他老人家一生气，后果不堪设想！怎么办？三十六计走为上，就躲避吧，让你们找不着我。

就这样躲躲藏藏，皇甫谧仍有七次拒诏不仕。

相传，皇甫谧曾到过陕西陇县龙门洞、平凉崆峒山避诏。据说，在这两个地方，至今还有"皇甫谧避诏处"的石碑。

我没去过，不知道是不是真有。

皇甫谧一生著书之丰，堪称魏晋"首富"。《帝王世纪》《年历》《高士传》《逸士传》《列女传》《郡国志》和《国都城记》等著作,建树文史,独树一帜,影响深远。

不仅仅是皇甫谧,其他古代名医也个个是博古通今、文采飞扬,仅他们的医学巨著,就可以说是字字千金、字字珠玑,除了学术价值,还有极高的文学价值。

毫不夸张地说,"中国古代十大名医"个个堪称大医家、大作家。

可当代就差点,在能够称得上大医的医生中,作家凤毛麟角,在我的印象中,郎景和院士当属出类拔萃者。

在北京协和医学院的官网上,我查到了郎景和院士的个人资料,上面显示他关于卵巢癌的研究获卫生部及国家级奖励4项;对子宫内膜异位症发病机制、妇科内镜手术、子宫颈病变以及女性盆底功能障碍性疾病的诊治及基础研究均有突出贡献,荣获国家科技进步奖二等奖,北京市及中华科技进步奖一、二等奖,何梁何利科技进步奖等。

这些奖励当然很了不起,但接着看到下面的资料,我觉得郎景和院士更了不起:

发表学术论文900余篇,主编(译)著作30多部,个人专著20多部。

郎景和著述等身,实在是太厉害!

我本想找到郎景和的著述目录,在此晒一把,可惜没找到,只好列举他的几本人文著作:《医道》《解剖刀就是剑》《一个医生的哲学》《一个医生的故事》《一个医生的人文》《一个医生的序言》等。

郎景和晋升院士是否与这些著述有关?我敢肯定,一定有关,还可能大有关系!

我查了几个知名医学专家的资料,与郎景和相比,科研奖励一点都不少,档次也不低,但至今仍不是院士。

在这里,我还要补充一点,郎景和还有一个与众多医生不同的头衔:中国作家协会会员。

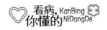

不比不知道,一比就明了。

当医生就要当名医,最好还能成为作家。

当然很难,当院士更难,但难能可贵。

果真如此,你想不牛都不可能!

第五章
登上精彩的舞台

说起舞台，大家可能就想到了唱歌、跳舞、相声和小品，想到绚丽灯光下的表演，既展示自己的才艺，又让观众得到艺术的享受、心灵的洗礼。

可能还有人斜眼，不屑一顾。那是什么？"王八戏子吹鼓手，剃头修脚下九流"。你就别恶心我们医生了，我们才不干这些下九流的事。

你这是吃不到葡萄说葡萄酸，以前是职业歧视，现在是大众追星，名利双收的事，谁不干？不干，是因为你干不了！

我就会看病、开药、做手术，上什么舞台？我就做一名光荣的白衣天使，一直做到专家、名家、大家，照样名利双收，风光无限。

我要说，你要那样想，你就永远成不了名家，更谈不上成大家！

这样说来，还非得上舞台？

不错，不但要上舞台，还要去演讲，还要讲得精彩。

绕了半天，原来是在说上台演讲。这不难，我是经常讲，每周都有大大小小的学术会，每次都要登台讲。

打住吧！如果你是名家、大家，我信！如果你还没那么出名，经常登台讲学，估计你大都是推销药品、推销器械，替商家站台。

学术的问题我不讨论，因为太复杂，你懂的，但我不懂。

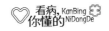

在这里,我要说的登台讲,是讲科普。

一、有力的肩膀

世界上许许多多的事,只要付出了,或多或少都有回报。就拿医生来说,起早贪黑,废寝忘食,千方百计,聚精会神地为病人服务,回报是什么呢?

最直接的回报是,病人的痛苦减轻了,甚至消失了,治愈了;许多以前治不了的病现在有办法了,取得了新突破;人类的健康素质提升了,疾病的治愈率越来越高了,人均期望寿命逐年增加,很多人能多活几年了。

这回报真的很大!

当医生的,把病人的病看好了,病人的身体健康了,老百姓更长寿了,这是多么大的善举!这对医生来说确实是最好的回报。

美国一家报社办过一次有奖征文,题目是:在这世界上谁最快乐?结果显示是医生、妈妈和艺术家。

那么,他们在什么时候最快乐呢?征文也给出了答案。一是历经风险完成手术后,医生终于挽救了危重患者的生命;二是忙碌了一天,母亲为婴儿洗澡;三是作品刚完成,艺术家自己吹着口哨欣赏。

这也从另一个侧面说明,在人们的心目中,医生让病人获得新生,是无比幸福与快乐的!

按理说,我们医生应该知足,应该高兴啊!

可是,我们的许多医生真的没那么开心!

那么,病人应该满意了吧?可遗憾的是,病人似乎也不那么买账,不那么满意。

的确有些患者认为,你是医生,我是患者,我花钱看病,有时甚至是花大钱看病,病看好了,是你医生的职责;如果效果不好,也可能毫无效果,甚至可能病情加重,还有更坏的结果是人财两空,我们当然不满意!

不只是不满意,我还要维权,讨个说法,起诉你们! 对了,起诉多麻烦,有可能"官官相护",不如直接去医院闹。如果闹不成,别怪我走极端,拿刀捅死你!

医生和病人之间有这么大的怨恨,这么大的仇恨,弄成了法庭相见,甚至兵戎相见,拼上身家性命。实在是让人痛心疾首。

估计很多医生会发问,这与我们医生讲科普有什么关系呢?

虽然说医患纠纷成因复杂,但我们就真的理不出头绪,真的不知道问题出在哪儿吗? 其实,很多人是知道的,只是积重难返,一时半会儿还解决不了。

有时候,不是我们不清楚成因,而是因为有些问题的解决我们是无能为力的。但是,有些问题的解决,我们完全是可以有所作为的。

我们仔细分析一些医疗纠纷,许多都是因为病人缺乏医学常识,认为医学是万能的,不知道许多病医生治不好,治不了,甚至束手无策。

有一位大神级医生说,现在医学的发展,艰难而缓慢,每一步都是摸着"尸体"过河。

我们医生都心知肚明,但许多病人不明白!

正因为这样,病人不懂,甚至是无知,才认定医生不尽心、不认真,甚至认为是医生的误诊误治,才导致疗效不佳。

因此,我们是不是应该把医学的常识告诉病人,让病人知道医学的局限性、风险性,认识到医生的无奈;认识到药到病除、妙手回春其实很难,更不可能包治百病?

无论从服务病人,还是从保护自己的角度看,讲好科普,真的是我们医生的责任!

再说,如果我们"真医生"不讲,不占领科普的舞台,"假医生"就可能登场,在舞台上群魔乱舞,甚至成为"杀人医生"。

胡万林被奉为"神医",给人看病必用芒硝,还是超剂量使用,强行"脱水",杀人无数。后来,河南的一个市长被他忽悠了,市长的病没治好,人治没了。

市长都被治死了,这事就闹大了。胡万林骗局败露,玩不下去了,也就走投无路了。最终,胡万林银铛入狱,因非法行医罪获刑 15 年。

胡万林建立了自己的"理论体系",核心内容是:人生百病皆因水,治病祛邪必泄水。许多人一看,哎呀,真有道理,不愧是"神医"!

大家看看,理论是多么重要啊! 政治家、经济学家、军事家、科学家、医学家,等等,他们谁没有自己的理论? 如果没有,就不可能成名成家。骗子如果没有自己的理论,就不好意思在前面加个"大"字。

台湾"排毒教父"林光常的理论也很迷人。他的理论是:人生百病皆因毒,治病祛邪必排毒。

这理论还真能迷惑人,比如人得了肿瘤,长出来那么大一个瘤子,不是"毒",那是什么?

乖乖! 都中毒这么深了,还不赶快排毒。

怎么排? 我书上写的都有,一看就明白。于是,《无毒一身轻》《排毒餐》等书畅销岛内外,让我们见识了什么叫"洛阳纸贵"。

看书当然不治病,但可以指导看病,连药都不用吃。吃什么呢? 吃我研制的排毒餐,比药好吃,药多苦啊! 用我研制的排毒产品,可排一切内毒。

毒没了,病当然没了。

那么药还用吃吗?

不用,吃什么药! 是药三分毒。

那就停药吧!

药停了,瘤子的生长却没停,不少病人因此延误治疗时机导致病情恶化,有的甚至死亡。

林光常的运气比胡万林好点,但也进了监狱,依台湾的"常业诈欺罪"被判刑 2 年 6 个月。

前些年,这样的奇葩"神医"还真不少,如"刘太医"刘弘章的"养生汤锅"、"治瘫神人"李培刚的按摩治瘫、"食疗第一人"张悟本的"绿豆汤治百病",等等。

这些"大师"既有理论体系,又有专著、产品,把他们奉若神明者不计其数,他们一个个因此赚得钵满盆满。

张悟本的挂号费高达 2000 元,训练营收费每人 1 万元,一场讲座出场费 20 万元,加上卖书、卖光碟……有人估算,张悟本一年的收入高达 1 亿元。

当然,不义之财必然烫手,行骗者终将原形毕露。最终,这些"神医"一个个轰然倒塌,精心编造的神话也一个个破灭。

饱暖思淫欲,饱暖思保健。如今,社会发展了,生活幸福了,谁都想身体好点,能够多活几年,养生自然是大有市场。

但是,我们养生就要科学地养生,就要给我们老百姓传授科学的养生方法,树立科学的养生观。这些靠谁来担当,当然是我们医生的职责所在!

可现实的问题是,我们口头上在说预防的重要性,可我们医生,本来是医学科普的主力军,却都一个劲地去做治疗了,似乎在坐等病人生病。其实,最好的治疗是预防,尽量让老百姓少得病,甚至不得病。

无论是中医还是西医,从诞生至今,似乎还是在治已病。其实,最好的医学不是治好病的医学,而是使人不生病的医学,让人少得病,甚至不得病。

2000 多年前,《黄帝内经》提出"上医治未病,中医治欲病,下医治已

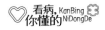

病",医术最高明的医生并不是擅长治病的人,而是能够预防疾病的人。

放在今天,一个医生,如果他仅仅为病人治疗疾病,还不能说是一个纯粹的好医生;如果他能与医学科普结合,防治结合,先防后治,必将成为病人欢迎的"上医",甚至成为名医、大医。

我确信,我们医生都不希望自己是"下医",都希望自己能成为"上医""大医"。

那就去做科普吧!做科普是医生大爱的延伸。

铁肩担道义,妙手著华章。

让我们医生肩负起科普的重任,一手妙手回春,一手妙笔生花;一手治已病,一手做科普,演绎出精彩的人生吧!

二、丰盈的双翼

我上初中的时候,语文课本中有一篇文章《统筹方法》,让我至今记忆犹新。

这篇文章是谁写的?现在的孩子可能不一定都知道,但我们那个年代的孩子是无人不知、无人不晓,就是数学大师华罗庚,他是我们一代人的偶像。

华罗庚是中国在世界上最有影响的数学家之一,被列为芝加哥科学技术博物馆中当今世界88位数学伟人之一。国际上以华氏命名的数学科研成果有"华氏定理""怀依—华不等式""华氏不等式""普劳威尔—加当华定理""华氏算子""华—王方法"等。

华罗庚是相当的厉害!

但是,就是这么一个世界级的大家,科研成果汗牛充栋,让人惊叹的是他还致力于写科普、讲科普,创作了科普作品《优选法平话及其补充》《统筹法平话及补充》等,后来辑为《华罗庚科普著作选集》。

上面说到的科普短文《统筹方法》,就来源于《统筹法平话及补充》,文章通俗易懂,很接地气。本来是一个数学问题,却让我们这些孩子都能读懂,还读起来津津有味。

此刻,我们不妨一起读读文章开篇的几小段。

　　　统筹方法,是一种安排工作进程的数学方法。它的实用范围极广泛,在企业管理和基本建设中,以及关系复杂的科研项目的组织与管理中,都可以应用。

　　怎样应用呢? 主要是把工序安排好。

　　比如,想泡壶茶喝。当时的情况是:开水没有;水壶要洗,茶壶、茶杯要洗;火已生了,茶叶也有了。怎么办?

　　办法甲:洗好水壶,灌上凉水,放在火上;在等待水开的时间里,洗茶壶、洗茶杯、拿茶叶;等水开了,泡茶喝。

　　办法乙:先做好一些准备工作,洗水壶,洗茶壶茶杯,拿茶叶;一切就绪,灌水烧水,坐待水开了泡茶喝。

　　办法丙:洗净水壶,灌上凉水,放在火上,坐待水开;水开了之后,急急忙忙找茶叶,洗茶壶茶杯,泡茶喝。

　　哪一种办法省时间? 我们能一眼看出第一种办法好,后两种办法都窝了工。

　　这是小事,但这是引子,可以引出生产管理等方面的有用的方法来。

　　…………

太精彩了! 我是真佩服华老!

我们那个年代，这篇文章大概收录在初一的语文课本里，现在的初一教材里是不是还有这篇文章我不知道，但我发现上海市语文六年级的课本中收录了此文。也就是说，十一二岁的孩子都能读明白这篇文章。

不但读明白了，还印象深刻，可以学以致用。至今，在工作中，在生活中，我们都在践行着统筹方法，可以说是受益无穷。

不仅仅是自己用，我还不时提醒身边的年轻人，要学会统筹方法，提高工作效率。不怕你笑话，连举出的例子都是"泡茶喝"。

实话实说，我还真没找到能比这个例子更贴切的，更易懂的，更有说服力的，更让人终生难忘的。

可以说，《统筹方法》影响了一代又一代的人。

我时常在想，我们的华老，一个搞数学研究的。数学是什么？是自然科学基础的基础，说白了是阳春白雪，许多研究成果还不能在日常生活中应用推广。就这样，他仍然乐此不疲地搞科普，一辈子坚持不辍。

那么我们这些当医生的，如果不重视科普，就真应该好好反思反思了。

更何况，医学还不同于数学。医学是一门实践性很强的科学，与老百姓的生活最贴近，如果把医学科普做好了，当然能引起他们对健康知识的兴趣，能让他们对健康更重视，无疑是我们这个民族的大福祉。

可是，我们的许多医生对科普兴趣不大，有的觉得做科普浪费时间和精力，还不如多看些病人，甚至感觉耽误挣钱；有的还觉得科普一点也不高大上，是小儿科，对业务帮助不大，无助于科研。如果把搞科普的闲情逸致用在科研上，说不定在学科建设上有所创新、有所突破，说不定就抱回一个大西瓜。

这显然是偏见和误解，我甚至觉得这种想法很狭隘，是捡粒芝麻丢个西瓜的买卖。真要想抱回科研的西瓜，特别是大西瓜，搞科普肯定不会错!

就说华罗庚,搞科普搞出了大名堂,反而促进了他对数学的研究,新发现、新成果不断涌现,成为世界级的数学大师。

为什么这样说?道理不难理解。科普的过程中,涉及的可能是你熟识的专业,也可能不是,因为专业是越分越细。如果不是,就可能出现这样的问题,你在这一专业领域知道的并不多,还要讲给别人听,连你自己都稀里糊涂,怎么能跟别人讲明白?

如果要讲,办法只有一个,就是去学习、去了解。这时,你就可能会学到新知识,受到新启发,发现新问题,找到新思路。

别说我忽悠,如果你去试试,真的是这样!

当然,即使是熟识的,甚至是一个常识性的问题,你也必须知其然,还得知其所以然。大家想想,你是大专家,站在台上慷慨激昂、滔滔不绝,让人多羡慕、多敬重。观众觉得你是专家,懂得多,说不定就会问中你的软肋,如果你一问三不知,多丢人呀!

要想不丢人,你就必须精心准备、深入思考。平日熟视无睹的东西,这时可能就会产生一些疑问,如果追根溯源,就可能发现新的问题。当你深入去研究这个问题,试图破解时,就可能有新的发现,甚至是重大发现。于是,一项新的成果就诞生了。

道理很简单,但未必有人理解。我还是说说我刚经历的一件事,可能有助于理解。

一个哥们儿崴了一下脚,就打电话给我,咨询一下怎么办。

这哥们儿挺了解我。我学过骨科,干过木工,像这样的小问题还能“装”一阵。

我初步估计,哥们儿的脚伤不重,脚踝扭伤的可能性大,不然就直接去医院急诊了,根本用不着给我打电话。

这时,我就开始做科普了,向他介绍如何处理脚踝扭伤,必须遵循

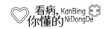

"大米（RICE）原则"："休息（rest）、冰敷（ice）、用弹性绷带加压包扎（compression）、患处抬高（elevation）"。

大哥，您太牛了！不但能妙手写文章，还能懂中医治脚伤。

哥们儿一夸奖，我就有点飘飘然了！

人一高兴，就想多卖弄几下，但肚子里的货真的不多啊！不多我也有办法，查资料啊！这一查不打紧，我发现问题了。

1978年，Gabe Mirkin医生在《运动医学》上提出了"大米原则"，后来成为医学界公认的运动损伤处理原则，48小时内冰敷也是最深入人心的、被公众了解最多的方法。

但是，"大米原则"也一直有质疑声，包括美国的运动医学会。

2015年3月，一篇名为"为什么冰敷会延缓恢复"（Why Ice Delays Recovery）的文章，引起一片哗然。

原因之一：这么多年的"金标准"有问题了！冰敷会切断血液供给，从而延缓伤愈。

乖乖，弄了这么多年，原来治得不对！

原因之二：撰写这篇文章的，正是37年前出书宣扬"大米原则"的Gabe Mirkin本人。自己把自己精心建立的理论否定了！

自己否定自己，这需要多么大的勇气啊！

这老兄，太让人敬重了！太让人感动了！

在感动之余，我真有点糊涂了，到底哪种说法更靠谱呢？我当然得求助于我的大学同班同学们，他们都是骨科专家啊。我立即在大学班级微信群里进行了发布，还转发了相关的报道。

接着，我又发了一条微信：

"童鞋们"（同学们），你们都是骨科大专家，脚踝扭伤后到底怎么办？

奇怪，竟然没有人应声！

不对呀,平时要发个专业问题,特别是病案讨论,大家都是热烈响应,可今天怎么啦?

于是,我再发:

是用冰敷还是不敷?

还是没人吭声!

这就有问题了,说明在此之前,这些骨科"砖家"还不知道"大米原则"遭质疑了,也可能是他们平时就不怎么重视科普,根本就没想过这问题。

我仍不甘心,就又发了一条微信:

"砖家们",你们怎么让老百姓信服、心服?

更可气的是,许多天过去了,这帮"砖家"竟然都装作没看见,没有一个人回应,不得不逼着我再叫他们"木工"。当然,我亲爱的同学们也可能是内心惭愧,正在反思!

唉,我还能说什么呢?

只好再发一条:

"童鞋们",任重道远!

我这是给自己找台阶下,也是给同学们找台阶下。

不过,多多少少,我还是有些遗憾!

假如说,我的同学们都喜欢讲科普,我相信,连我这个"伪专家"都能发现,一定会有大量真正的专家在讲科普中发现一系列这样的问题。如果再去思考、去研究,把这些个小问题研究透了,还真是一项功在当代、利在千秋的成果。因为这种成果太实用了,对老百姓太重要了,这种研究就更有意义了。

其实,我们许多人都在忽视小事,可科学上的伟大发现都是因为一件偶然的小事!

我们每天很忙,也很累,回到家里,放上一浴缸热水,将身子泡在水

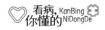

池里。

啊！真舒服,真惬意!

此时此刻,有位兄弟还很不"老实",浸泡在水中,闭上双眼,想入非非,要是自己喜欢的美女就躺在身边,那是多么幸福啊!

死鬼!又在想哪个狐狸精,水都溢出来了。

家里的"黄脸婆"都看出了小心思,你还做什么白日梦?

这位老兄在想美女,可阿基米德却没这么想,阿基米德想的是"国王的皇冠是不是纯金的"?

正因为浴缸的水溢出来了,大科学家阿基米德想出了解决问题的办法,发现了"浮力定律"!

像这样的故事就有很多很多了。

牛顿看到苹果从树上掉下来,是垂直落下来,不是斜落,也没飞到天上去,于是就诞生了万有引力定律。

瓦特看见水烧开了,滋滋地冒着热气,茶壶盖子一跳一跳的,于是发明了蒸汽机,带来了人类历史上的工业革命。

伦琴的妻子给正在实验室里忙碌的伦琴送饭,不经意把手放到了一个地方,正好拍出一张 X 光照片,于是就有了我们今天的 X 光机、CT 扫描仪。

讲科普看似事小,但能小中见大、见微知著,很有意义。

这么有意义的事都不去做,却天天泡在手术室里,应该做的手术做了,不该做的手术也做了,我真替他们着急!

兄弟们啊,病人你们看得完吗?你们永远看不完!

不说这事了。

我想说的是,科普和创新不但不矛盾,而且能相互促进。做科研的最终目的是为老百姓服务,科普活动的开展能尽快让老百姓接受新技术、新发明、新创造,这一过程反过来又能促进科技创新。

法布尔,法国著名昆虫学家、文学家,被世人称为"昆虫界的荷马"。

荷马是谁?古希腊人,西方文学的始祖。荷马的作品荷马史诗流芳千古,在很长时间里影响了西方的宗教、文化和伦理观。

也就是说,荷马是西方文学的老祖宗,法布尔是研究昆虫的老祖宗。

法布尔最大的成就是作品《昆虫记》,既是科普的巨著,又是文学的巨著,被誉为"昆虫的史诗",闻名天下。

本来,《昆虫记》只是科普作品,但法布尔的文学底子深厚,将科普作品文学艺术化,也就变成了经典。由此可见,科学家的人文素养有多重要!

在写《昆虫记》这本书时,法布尔一边观察、实验,一边整理、记录、写作。换句话说,就是在科学研究中创作科普,在创作科普中促进科学研究。

两手都不放松,两手相互促进,两手硕果累累。

《昆虫记》成书时,法布尔已经 86 岁高龄,虽说是名家,但之前他还真没那么"火"。

1910 年,法布尔 87 岁,也就是在他完成《昆虫记》的第二年,《昆虫记》开始热销。从此,法布尔名声大振,影响世界。

是不是可以这样说,如果没有《昆虫记》的创作,法布尔的科研成就也就不可能那么大,至少不会名震天下?

三、稳健的脚步

在医学界,郎景和教授搞科研,写科普文章。他在科研上创新不断,硕果累累;在写作上著述等身,汗牛充栋。

郎景和教授是医生中的作家，不只是医生，还是中国作协会员、中国工程院院士。我没有查到翔实的资料，仅零零碎碎地发现，他的科普著作就有《郎景和谈女性健康》《妇科肿瘤的故事》《女人40魅力四射》《女人的圣职——妊娠与分娩》等。

不用多说，既是作家又是院士，郎景和着实厉害！

像郎景和院士一样，至今仍活跃在科普舞台上的医学大家还有不少，胡大一教授也是其中的杰出代表。70多岁的他老当益壮，热心公益事业，大力宣讲科普，足迹遍布祖国的大江南北、高原戈壁，不辞辛苦，乐此不疲。

胡大一教授提出了慢性病管理的"五大处方"（药物处方、心理处方、运动处方、营养处方和戒烟限酒处方），科学严谨，业内外广泛认可；倡导的"日行万步路"健身法简单易行，风靡全国，成为一种养生健身时尚；总结的"健康三字经"通俗易懂，深入人心。

在这里，我们一起来温习一遍胡大一教授的"健康三字经"：

> 管住嘴、迈开腿；
> 零吸烟、多喝水；
> 好心态、莫贪杯；
> 睡眠足、别过累；
> 乐助人、心灵美；
> 家和睦、寿百岁。

我与胡大一教授相识多年，每每目睹他做公益、讲科普，心系群众健康、奉献社会的义举，总是感动不已，肃然起敬。

胡大一教授致力于医学事业，锲而不舍，奋斗不止，取得了令人瞩目的成绩，6项荣获国家科学技术进步奖二等奖的科研成果中，有两项是科普著作——《相约健康社区行巡讲精粹》《健康从心做起》。

国家科学技术进步奖是科学界的顶级奖项。说实在的,如果一个人哪怕一生仅获一项,也足以值得骄傲,可胡大一教授已经是 6 次拿下这一大奖!

在我的印象中,在如今的大环境下,能够获得这么多、这么重要的科研成果,能够这么矢志不渝做公益,义务投身大健康事业的大专家,还真的不多见。

2019 年 1 月 16 日,由中国科学技术协会、人民日报社主办,人民网承办的"典赞·2018 科普中国"揭晓盛典在人民日报社举行,活动现场揭晓了"2018 年十大科学传播事件""2018 年十大科普自媒体""2018 年十大'科学'流言终结榜""2018 年十大网络科普作品""2018 年十大科学传播人物"。胡大一教授荣膺"十大科学传播人物"。

胡大一教授太了不起了!

对了,胡大一教授怎么不是两院院士? 我真不知道,真的无法回答。但我知道,胡大一教授刚正不阿,喜欢说真话、说实话,得罪了不少人。

不说了,你懂的!

老一辈们对科普的执着精神令人感动,令人钦佩,真值得我们年轻医生学习!

现在的有些医生,真的是很忙很忙,有的忙着坐门诊收病人,有的忙着查房开单卖药,有的忙着到处"飞刀"。手术是越做越多,病人是越治越多。谈起开药,谈起手术,简直是眉飞色舞,笑逐颜开!

话有点重,当然难听,我实在是有点激动。如果我们的有些医生眼里只有药物、手术刀、检查单,还有钱钱钱,我们医生这个职业就真的堕落了,就真的不神圣了,就真的不配"白衣天使"这个光荣称号了!

就说做手术,你做的手术再多、做的手术再好,充其量是重复别人开创的工作,说得不好听点就是一个熟练的工匠。当然,熟练的工匠不是不重要,也很重要,很有必要;但是,小到医学专业,大到一个民族,创新才是发展的原动力。

我们中国的医生,每天看的病人很多,可能是许多国外医生的几十倍;一个外科医生一年做的手术很多,可能是美国医生一辈子都达不到的数量;但是,我们掰着手指头数数,当前的医学技术,又有几个原创技术是中国医生发明的?

医生兄弟们,是时候了,我们有些人是不是应该"扯袖子、咬耳朵、红红脸、出出汗",应该反思,应该幡然醒悟,应该拍案而起,走出医院,深入群众中,让老百姓知道怎么看病、怎么养生,让老百姓了解医学、理解我们医生?

这是一场维护我们职业尊严的战役!这是一场捍卫我们职业荣誉的战役!

绝不是危言耸听!

医生兄弟们,走出去、跨出去,一开始可能有点蹒跚、有点艰难,但一旦迈出这一步,你会慢慢发现,你的脚步会越来越轻快、越来越稳健,你脚下的路也会越来越宽阔、越来越平坦、越来越光明。

第六章
我们都是好医生

医生还有一个称呼，叫白衣天使，很好听、很动听。

天使是什么？天使这个词源于希腊语，本义指上帝的使者，来自天上的使者，代表圣洁、良善、正直。

因为天使的形象多为少男少女，带着一对翅膀，在天空中自由飞翔，所以今人常用天使来比喻天真可爱的人，更多的是指女孩子或婴幼儿。

当然，天使还有特指，比喻护士和医生。他们身穿白大褂，穿梭在防病治病的一线，履行着救死扶伤的神圣职责，多像一群穿着白衣的天使。

是不是有点陶醉？这比喻多好，称呼多美！我们医生是天使，神奇、神圣，很是令人骄傲！

可是，医生是人，有血有肉；而天使是神灵，是纯精神体，不食人间烟火。

既然是人，不是神，医生就要有衣食住行，就要养家糊口，就有七情六欲。

医生只是一个职业，是三百六十行中的一种。

说我们医生是天使，说说就算了，我们不想成为神，那太累了，就只想当一名好医生。

平时我们评价一个人，如果这个人做人做事很靠谱，可能就会说，他

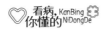

是个好人。

以前,谁要是有这个评价,一定很受用、很满足;但不知道从什么时候起,就有人不大喜欢好人这个称谓。

好人意味着太老实、太实诚,有的人甚至认为好人有点傻,容易吃亏。

连当好人都觉得吃亏,而天使是光干活、不吃饭,还不求回报,那不就更吃亏啦?

其实,吃亏只是相对的、暂时的。猛兽只会横行一时,好人不会总吃亏。很多时候,表面上看起来好人吃亏了,但最终都不会吃亏。

当个好人吧!当个好医生吧!

我相信,大家都想当好医生。

一、做个有益的人

"感动中国"2013 年度人物胡佩兰老人活了 98 岁,从医 70 年,直到生命的最后一刻,仍在最基层的社区坐诊。

在中国历史上,年近百岁还在行医者寥寥无几,女医生更是绝无仅有。胡佩兰老人创造了一个人间奇迹!

胡佩兰老人留下了许多经典的"语录",朴实无华,一语中的。在这些话语中,有一句话让我们回味无穷。那是我们记者第一次到她家采访,在采访结束道别时,她拉着记者的手叮嘱:"人活着,要对别人有用。做力所能及的事儿,别嫌事儿小!"

这朴素的话语,尽管是在提醒我们年轻的记者,但我觉得,这也是胡佩兰老人真情的流露、内心的告白,是她一辈子坚守的信念,一辈子身体力行的力量源泉！

人活着，就要对别人有用！

我们当医生的，履行着救死扶伤、治病救人的职责，一举一动都事关百姓的健康和生命。这个职业当然对别人有用，还有什么比健康和生命更重要的呢？

重要的是你为谁做

我很喜欢小品《有事您说话》，其中就有郭冬临饰演的那个小人物郭子。

郭子喜欢吹牛，遇人就说"有事您说话"。

郭子，能不能买到火车卧铺票呀？

没问题！

乖乖，真没看出来，郭子有这么大的能量，连卧铺票都能搞到。

这个小品是在 1995 年的央视春晚公演的。那时，"铁老大"牛气冲天，一票难求，如果想买张卧铺票，更是难上加难！

于是，领导、同事、朋友纷纷找郭子买卧铺票。

这下可苦了郭子，他哪有这个能力？ 只好抱着被子，半夜去火车站排队买票。

有一次，郭子排队到窗口跟前时，票没了。这可怎么办？ 大话说了，也答应别人了。郭子只好找到"黄牛"，花高价贴钱买了两张票。

那郭子为什么要这么干呢？ 用他自己的话说，"咱不能让人说咱无能"！

这个小品是讽刺那些死要面子、打肿脸充胖子的人。但是，我们是不是可以换一个角度，重新思考一下郭子这个人物的另一面呢？

郭子身处社会底层，无一技之长，生活相当的不容易，但他骨子里善良、热情,乐于助人。如果用一句话概括,郭子就想做一个对别人有用的人!

做一个对别人有用的人!是不是我们每个人都应如此呢?

从这个角度看,我们是不是应该理解郭子、同情郭子,甚至给郭子点个赞?

在当今的互联网时代,买一张火车票随时可以搞掂,分分秒秒的事。但在20多年前,你要是一般人,就得去火车站排长队。遇到了春运高峰,排队能排到几里路长。有时,为了能早点拿到票,不得不半夜去排队,背着铺盖卷去买票也不是稀罕事儿。

辛苦就辛苦点,若买到了票,也值得。可怕的是,有时排了一晚上队,等排到窗口前,轮到自己了,票却没了,卖完了。我们可以想象,那个失望啊、沮丧啊,恨不得拿个炸药包,把火车站炸了。

大不了不坐火车呗。有时可以,因为事不急,真遇到急事会让人抓狂。那时,交通不像今天这么方便,也基本上没有私家车,有的地方坐火车出行几乎是唯一选择,不坐还真不行!

有的是急着出差,到千里之外去签订协议,好不容易谈成的生意,如果不及时赶到签约,可能就黄了,损失大着呢!

有的是赶着回家过年,在外打工一年了,家里有年迈的双亲,还有不谙世事的小儿,一家人都等着吃团圆饭呢!

有的是急着赶往医院,在外打拼的游子,家里有亲人患重病,期盼着早日见面,甚至可能是见最后一面,心里焦灼着呢!

购买一张小小的车票,看似小事,有时可能对一个人、对一个家庭、对一个单位,就是大事!

当然,如果你不是一般人,是那些有特权的,有旁门左道的,可能也就是一个电话,就可以直接到火车站去取票,那儿设有专门的窗口。那时候,这种特权窗口是公开的,连遮掩一下都不用。要是放在今天,想都不敢想。

还有的打完电话，根本不用去取票，就有人直接送过来。有这么好的服务吗？当然有。但不是我们，是他们。我们享受不到这种服务，只有特别那个的人才可以，你懂的！

郭子就是一个普通人，不是特别那个的人，还要刷存在感，还要帮助别人，做一名对别人有用的好青年，就偷偷地去火车站，排队给别人买票，做法很无奈，但很是让人感动。

有时，你自己做了什么不重要，重要的是你为别人做了什么。

胡佩兰老人看了一辈子病，帮了一辈子人。她是主任医师，却长期坚持2元钱的挂号费（收取标准）；坚持在保证疗效的前提下开便宜药，绝不开疗效不确切的药，不让患者做不必要的检查，让经济上不富裕的患者也能看得上病、看得起病、看得好病。

2001年春天，听说共青团郑州市委征集青年志愿者，当时85岁高龄的胡佩兰老人热血沸腾，跃跃欲试。得知她是位八旬老太太，工作人员婉言谢绝了。可她据理力争，终于如愿成为第一批注册"青年志愿者"，也是当时年龄最大的"青年志愿者"。

2003年，胡佩兰老人在报纸上看到一篇报道，贫困地区的孩子缺少课外书。她就用信封包了1万元钱，送到希望工程办公室，想用这笔钱建5个希望书屋，让贫困地区的孩子有书看。从此，她每年都要省出1万元钱，总共捐建了50个希望书屋！

胡佩兰老人就是这样热心肠，喜欢帮助人，她感觉这是一种莫大的快乐！

胡佩兰老人生活简朴，舍不得浪费一个馍，舍不得多买一棵菜，剩菜剩饭从不扔。吃剩的馍咋办？切成片儿，在微波炉里烤烤。她一边乐呵呵地吃着，一边念念有词，一个好好的馍，扔了多可惜！你看，这烤馍片儿黄灿灿的、焦酥酥的，多好看、多好吃啊！

肯定有人不信。但你爱信不信，胡佩兰老人就是这样真实地存在！

在"感动中国"2013 年度人物颁奖典礼上，著名主持人白岩松问胡佩兰老人"高寿"。她已经 98 岁高龄了，患有老年性耳聋，把"高寿"听成了"高尚"。她近乎条件反射地回答：我不高尚，做的都是应该的。

面对白岩松的采访，胡佩兰老人说，医生是有博爱精神的职业，学医的第一堂课是医德课。她说，选择了医生就不能图发财；办医院不能总想着挣钱！她认为开大处方，开贵药，开不必要的检查单，对不住病人，也愧对医生的良心。

正如"感动中国"组委会对胡佩兰老人的颁奖词所说的那样："技不在高，而在德；术不在巧，而在仁。医者，看的是病，救的是心，开的是药，给的是情。扈江离与辟芷兮，纫秋兰以为佩。你是仁医，是济世良药。"

胡佩兰老人走了。她的精神、她的芬芳却留给了这个时代，感动了病人，感动了中原，感动了中国！

在宣传胡佩兰老人先进事迹的过程中，我有幸作为参与者，感受到了一位医生的平凡和不平凡，感悟到了一个人的渺小和伟大。

首要的是做好自己

《医生》这篇散文，是梁实秋先生写的。尽管出自大家，还是写我们医生的，但估计很多医生没有读过。

这就有点奇怪了。按常理，梁实秋是文学大家，这么大个腕儿写我们医生，没有不读的理由啊！

我倒是读了，还读了好几遍。这一读不打紧，就发现蹊跷了，梁先生把话说得太直、太白、太实，这样一来就很不好听，很不动听了。

原来如此！

"医生是一种神圣的职业，因为他能解除人的痛苦，着手成春。"

梁先生开门见山，很是夸奖了一下我们医生。

"有一个人，有点老毛病，常常发作，闹得死去活来，只要一听说延医，病就先去了八分，等到医生来到，霍然而愈。试脉搏心跳完全正常，医生只好愕然而退，延医的人真希望病人的痛苦稍延长些时。"

梁先生继续表扬医生，我们医生不仅对别人有用，而且是大大的有用！

"可是医生一不小心，或是虽已小心而仍然犯错误，他随时也有机会减短人的寿命。据说庸医的药方可以辟鬼，比钟馗的像还灵，胆小的夜行人举着一张药方就可以通行无阻，因为鬼中有不少生前吃过那样药方的亏的，死后还是望而生畏。医生以济世活人为职志，事实上是掌握着生杀大权的。"

大家就是大家，高手就是高手。梁先生的笔锋一转，尽管没有指责所有的医生，但是讽刺了医生中的庸医。

除了腌臜庸医，梁先生还揭露了某些医生的装模作样、逐利思想和学艺不精。尽管医生听了不舒服，但确实是一针见血。

无论看到什么，人都喜欢对号入座。因此，梁先生的文章如果让医生看了，难免会产生联想，想到了自己。要说本来不是什么坏事，有则改之，无则加勉嘛，可是，人一旦被触及神经，就会极度敏感，引发更多的联想。

医生不想看，病人也不想看。这又是为什么呢？

如果按照目前大家的心态，这篇文章讽刺了医生，病人看了应该很解恨、很过瘾，可病人读后也感觉不爽。

这就有点意思了。

梁先生打了医生一巴掌，可能觉得过意不去，又把病人损了。与其说是损病人，还不如说是打了很多人的脸。

"大概病人对医生没有多少好感，不病时以医生为不祥，既病则不能不委屈逢迎他，病好了就把他一脚踢开，人是这样的忘恩负义的一种动物，有几个人能像 Andro Clus（安德鲁·克鲁斯）遇见的那只狮子？所以医生以丑角的姿态在舞台上出现，正好替观众发泄那平时不便表示的积愤。"

这一段落中提到的 Andro Clus 是罗马城里的一名奴隶。他帮助一只狮子治好了腿伤，后来狮子知恩图报，在他面临绝境时，让他绝处逢生。故事最后的结局是大团圆，克鲁斯获得了自由，人和狮子相伴终生。

故事告诉我们，施小善得大义，不只是人类才懂得感恩。

梁先生是借此来讽刺有些病人的忘恩负义。连一只狮子都知道感谢治好自己伤痛的人，可有时候我们人类却做不到。

人难道还不如禽兽？

虽然梁先生揭露了人类的丑陋，直击了人性的痛点，但话太重，很难听。难听的话有几个人愿意听的？如果还有人愿意听，我倒建议去读读这篇文章。

我在这里说到梁先生的这篇文章，是想引发我们思考。

从来没有无缘无故的爱，也没有无缘无故的恨，医生帮助病人解除痛苦，病人本应该知恩图报，但许多病人别说感恩，"不闹"医生就不错了！

之前，我说了很多医患之间的问题，现在加上梁先生指出的问题，医患关系实在太复杂了。之前，我们已经分析了诸多的原因，但我现在还要说的是，既然我们谈的是当好医生，那我们就不说别的了，只说说我们自己吧！

我们医生一直说忙。

你忙，谁不忙？

我们医生一直说辛苦。

你辛苦，谁不辛苦？

我们医生一直说压力大。

你压力大，谁不压力大？

我们医生一直说收入低。

你收入低，谁收入很高？

一句话，大家都不容易。

还有，你不被理解，谁被人理解？

不错，我们医生对病人有用，对别人有用，但光有用肯定不行！

凭什么别人行，我们就不行？凭什么我们就应该做得更好？我们医生也是人啊！

不错，我们医生是人，不是神！可是，我们医生是干什么的？是呵护百姓健康和生命的。这就注定了这个职业的特殊性，注定了这群人需要高素质。

说句不好听的话，如果你没有比一般人更高的素质、更高的境界，还真别混进医生这个队伍，也没必要当这个医生！

这也从另一个方面说明，我们医生自己觉得自己做得够好了，但老百姓老觉得我们做得还不够好。

那怎么办呢？

你去改变别人？不太可能吧！

你去改变社会？更不太可能吧！

那你只好去改变自己了！这个可能简单一些。

子曰：己所不欲，勿施于人。

你自己都做不到，就不用要求别人去做。

子曰：苟正其身矣，于从政乎何有？不能正其身，如正人何？

假如规范了自己的行为，治理政事有什么难呢？假如不能规范自己的行为，又怎么能让别人规范呢？

改变自己，从现在做起。

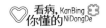

关键的是要有精神

我认识一位医生,说认识也只是面熟,只是点头之交,几乎没有什么密切交往,但知道这位老兄很特别,我行我素,一直被人诟病。

很多年前,我的一位亲戚因病住院,管床的医生就是这位老兄。他们闲聊,怎么聊的我不知道,我只知道聊到了我,亲戚就把电话打过来了。

兄弟呀,这么巧,我的主治医生就是你哥们儿。

是吗,那请我哥们儿接电话。

一对话,就知道是这位老兄。

哥们儿,你可多费心! 多关照!

放心吧,兄弟,没问题!

不久,亲戚打来了电话,说住院费用有点高。

现在都这样,只要一住院费用就高,很正常的!

兄弟,不正常啊! 为什么跟我差不多的病,别人花的就比我少呢?

是不是真有问题,或许有点误会? 我就开始打电话,咨询同医院的另外一位老兄。老兄一听就笑了。

兄弟呀,他管的病人费用都高。

什么? 一网打尽! 连熟人也不放过?

都一样。

他可知道我是记者呀! 我还真把记者当回事了。

老兄又笑了。

这么说吧,我只说两人,你就会明白。一位是院长,院长的熟人住院,这位老兄是管床医生,照样"一视同仁"。结果院长知道了,被气了个半死。

是吗?

还有一位,就更特殊了。

有多特殊?不会是他爹吧?

兄弟,你还真说对了,就是他爹。

他爹住院了,也是他管床。有人好奇,看他是不是还开回扣药。结果发现,照开不误,连亲爹也不放过。

我还能说什么呢?

这位老兄医生已经习以为常了!

大家可别认为是我编的故事,这是真人真事,一点都不掺假。

我们医生换位思考一下,你要是病人,遇到这样一个医生,不替病人着想,一门心思开回扣药,即使治好了你的病,你会敬重这样的医生吗?

做个有用的人,做个让人敬重的人,对医生来说还真没那么容易。

《周易》曰:天行健,君子以自强不息;地势坤,君子以厚德载物。

无论是地球、太阳还是宇宙,这些天体都在日夜运动不息,做事也要这样,只有发愤图强,才能不断进步;因为地球厚重,所以才能承载世界的万物。做人也要这样,只有积善成德,才能德高望重。

二、做个有心的人

天下难事,必做于易;天下大事,必做于细。

做事情,无论难易,无论大小,无论从易到难,还是从小到大,决定的因素是人!要看这个人是不是一个有心的人。

当一名好医生,就要做个有心人。

那么,这个"心"是什么呢?

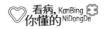

有心就是有爱

有这么一句话,"医者父母心"。大家很认可这句话。

医生当然不是病人的父母,但医生得有像父母一样的心。

儿行千里母担忧。儿女始终是父母不舍的牵挂,走得再远,也时刻放心不下。这是一种心态。而医生对病人也是一种牵挂,很担心的心态,就跟父母对孩子的心态一样,难以割断的情感。

还有人说,"父母心"还有另一层含义,那就是要有平等心,对所有的"孩子"(病人)都一视同仁。如果区别太大,对一类"孩子"极好,而对另一类"孩子"极差,那么这样的"父母"就是典型的偏心眼和势利眼。

张金哲院士,国际小儿外科最高奖——"丹尼斯·布朗"金奖获得者,中国小儿外科主要创始人之一,被誉为"中国小儿外科之父"。

"好的儿科大夫必然热爱孩子,更需要有耐心和善根。"这是张金哲经常说的一句话,也是"医者父母心"的一种诠释。

那么,什么是医生的爱呢? 张金哲认为,孩子长得丑,妈妈不嫌弃;孩子调皮捣蛋,妈妈不嫌弃;孩子弄了妈妈一身屎尿,妈妈还是不嫌弃。为什么有的医生看到患病的孩子不听话,没说几句话就烦了呢? 因为不爱。

张金哲还说,爱不是交易,在儿科经常有这种情况:对患儿很好,可患儿不但不领情,还打骂你甚至咬你。对这样的孩子,医生也要爱。

这是不是"医者父母心"呢?

20 世纪 50 年代初,许多地方流行一种恶性皮下化脓性传染病。婴儿多在出生后 3 天发病,一星期后死亡,死亡率达 100%。

这种病属于抗药性金黄色葡萄球菌感染,传染性极强。如果病房里一个孩子感染,其他孩子也难以幸免。因为当时无药可治,孩子一旦感染,就意味着夭折。

这是多么恐怖啊!

眼睁睁地看着一个个可爱的孩子离去,张金哲心急如焚,就和病理科的一位教授一起观察、研究、探讨,最后达成了共识:尽早切开向皮外引流,避免感染性液体在皮下自由剥离、扩散,可能是治愈这种疾病的希望。

当年,张金哲还不到30岁,正是初生牛犊不怕虎的年龄,他提出了切口引流、积极治疗的建议,但是遭到了反对。原因很简单:无论是按照一般外科原则,还是中医传统,化脓性感染不局限就不能手术! 比如说我们平时身上长了个小疖子,红肿的时候一般不切开,只有等到化脓了,周边的红肿消失了,才考虑切开引流。

其实,也很容易理解,张金哲他们的建议只凭推论,依据不足,而且细菌感染未除,即使引流也未必有效。况且这种手术违反常规,一旦造成患儿死亡,无人敢负责任。

此时,张金哲刚出生3天的女儿也感染了此病。怎么办? 在经过痛苦的思考后,他决定将女儿作为第一例手术的试验者,放手一搏,也许就此开辟一条新路,挽救更多的像女儿一样的孩子。

将自己的女儿做"试验品",连当初反对的同事也感动了。当然就没有反对的声音了,还有什么可说的呢?

手术成功了! 女儿奇迹般地活了下来! 女儿因此成为中国"婴儿皮下坏疽"经手术治疗存活的首例小患儿!

张金哲创造的新疗法被迅速推广,让无数的"皮下坏疽"患儿获得新生。仅在当年,"婴儿皮下坏疽"死亡率就从100%下降到10%,后来又下降到5%……

这就是"医者父母心"!

当个好医生,做个有心人,这个"心"是"医者父母心"。

其实，还有一句话："医者，仁心仁术也。"也就是说，做个有心人，这个"心"也是"仁心"。

在中国儒家伦理文化的重要思想中，"三纲五常"举足轻重。儒教通过"三纲五常"的教化来维护社会的伦理道德、政治制度，尽管这一思想有一定的局限性，但在漫长的封建社会中起到了极为重要的作用。

所谓"三纲"，就是君为臣纲，父为子纲，夫为妻纲。在这三者的关系中，都是主从关系，后者必须无条件地服从前者。

所谓"五常"，就是仁、义、礼、智、信。朱熹认为，"仁"是"爱人""人道"；"义"是承担合理的责任；"礼"是道德约束；"智"指知识；"信"是信任、诚信。

在朱熹看来，"五常"的核心是仁。所谓"仁"就是内在的爱心，"仁者，爱也"。

这样看来，这个"仁心"也是爱心。

当个好医生，做个有心人，就是要做一个有爱心的人。

要用心练功

如何有心，有爱心？我认为，关键是要用心。

一是要用心练功。

"习武不练功，到头一场空。"这是习武人常说的一句话。

这个"功"是什么？应该是基本功。如果你要练习武术，成为武林高手，就要重视基本功。如果不练基本功，直接去练套路，最终只是花架子，经不起实战的考验。

我没有练过武术，不知道基本功都有哪些。但我估计，至少要练力量、练速度、练体能。没有力量就没有伤害力度，没有速度就没有进攻效率，没有体能就抵抗不了打击。如果都没有，恐怕只有被动挨打的份儿了。

习武是这样,学医亦如此。

胡大一教授经常讲,医生是一个需要终身学习的职业,根深才能叶茂。根在哪儿? 根就是基本功:基本理论、基本知识、基本技能。

中医讲"望、闻、问、切",西医讲"视、触、叩、听"。可现实的问题是,我们的许多医生,特别是年轻的医生不重视基本功了,有的是基本功不扎实,有的是忽视其在临床上的应用。

有这样一幅漫画:一位医生为一患者诊病,拿出了听诊器。

患者睁大了眼睛,惊奇地说,您还有听诊器啊,好久没见医生用了。

没想到,医生没有把听诊器放在患者的身体上,却一下子放到了口袋里。

不过,这个口袋不是空的,里面装的是人民币。

这幅漫画讽刺医生不重视传统的体格检查,过度依赖机器。用机器,就能收取更多的检查费,钞票就能源源不断地进入医生的口袋里。

这真算得上是一针见血!

在一所大学的附属医院,胡大一教授应邀参加博士生临床技能评审,随手翻看了一份病历,发现的问题让他大感意外。

这份病历实在典型,病程记录是这样的——该中年女性有胸疼,症状不典型,请示主任,主任指示:明天造影。

胡大一教授说,这很像一场三句半表演,三个博士生请问导师。

博士生甲:患者有胸疼。

博士生乙:不典型。

博士生丙:咋办?

博士生导师:造影!

当然,这个例子看上去很极端,但类似的情况肯定还有。没有怎么视、触、叩、听的常规体检,过分依赖"科学技术",检查不用听诊器,忽略心电图这些基本设备,一上来就是 CT、核磁、造影等昂贵检查,从中也反

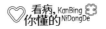

映出医生的基本功不扎实。

胡大一教授说,他在门诊用听诊器听心脏时,很多患者觉得很温暖,觉得医生亲切、负责任。问诊与视、触、叩、听或望、闻、问、切,不仅是诊病必需的,是重要的基本功,也是贴近患者的一种 touching(接触),让医患更加贴近。

一些疾病,用听诊器就可以"听出来",但我们的医生用少了,有的甚至不用,当然容易漏诊! 还有,动不动就上大设备,医疗费用就会呈几何级的上升,一些有害的检查也会给病人健康带来隐患,甚至对病人造成终身的伤害。

对此,胡大一教授忧心忡忡,大声疾呼:"我就不知道患者怎么能相信这种医生。反过来说,这种医生怎么能看好病?"

要用心看病

二是要用心看病。

说到用心看病,我还真不知道怎么说下去。为什么呢? 因为许多人都说过这个问题,从不同的角度说了,说的都大同小异。

而我们医生呢,一听可能就有点烦,我们是当医生的,还不知道怎么看病? 你就别再啰唆了。

其实,我们还真有不少医生不会看病。

就说一个我亲眼看到的事。

这天,一台手术正在进行,是台不大不小的脊柱手术。

手术应该进行得很顺利,因为3位手术医生开始聊天了。为了叙述方便,我将主刀医生简称主刀,一助是美女医生(简称美女),二助是年轻医生(简称二助)。

主刀:听说要涨工资啦?

美女:涨工资?工资还没涨物价就先涨了。

二助:涨不涨都得吃饭。

美女:你一个人吃了全家饱,当然不关心。

二助:姐,我现在只关心房价,得买房娶媳妇。

主刀:你小子就知道买房娶媳妇!

美女:说得多可怜,中午上姐家吃饭。对了,顺便把姐家的煤气罐扛上去。

二助:姐,看你多不人道,吃顿饭还得扛煤气罐。

美女:这不煤气又涨价了嘛,要是自己扛上楼,就省下搬运的钱,相当于没涨价。

二助:姐,弄半天我成送煤气罐的了。

手术室里的医生、护士都忍不住笑了。

"医生,等我病治好了,以后你们的煤气罐我全包了!"

谁说话啦?病人说话了。

手术台上的病人忍无可忍,就说了这句话。

顿时,手术室里鸦雀无声。

如果不是戴着口罩,估计能看见这几位医生的大红脸。

这是20多年前的事。那时,手术很少用全麻。这位病人是硬膜外麻醉,意识是清醒的,医生说的话他听得一清二楚。

对了,本故事绝无虚构,完全属实。当时,我就在手术室,就在手术台旁。

不过,我说到的几位医生都很出色,只是那时医生看病没有像今天这样小心翼翼。如果放在今天,估计不会出现这样的事;但也不好说。

既然今天的医生更不容易,那就要更用心地去看病。

要说怎么看病,还是"药王"孙思邈说得最全,说得最好。我不知道学西医的学不学《大医精诚》这篇文章,但学中医的是必学的,还要求能

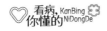

够背诵。

在此，我摘录最精彩的一小段，看看孙思邈教我们医生怎么看病，怎么做医生。

"凡大医治病，必当安神定志，无欲无求，先发大慈恻隐之心，誓愿普救含灵之苦。若有疾厄来求救者，不得问其贵贱贫富，长幼妍媸，怨亲善友，华夷愚智，普同一等，皆如至亲之想。亦不得瞻前顾后，自虑吉凶，护身惜命。见彼苦恼，若己有之，深心凄怆。勿避险巇、昼夜寒暑、饥渴疲劳，一心赴救，无作功夫形迹之心，如此可为苍生大医，反之则是含灵巨贼。"

这段话不长，也不难理解，我梳理了一下，孙思邈的意思是，好医生看病时，一定要专心致志、不计得失、不辞辛苦，对病人一定要有恻隐之心、一视同仁、视若亲人。如果这样，就可以成为名医、大医，否则就是人民的公敌。

应该是受了孙思邈的启发，清代名医徐灵胎说，做医生只有两条路，要么做苍生大医，要么做含灵巨贼。

这句话似乎有些绝对，但还真有一定的道理。

做医生的，几乎没有中间道路可走，你不是救人就是害人。你开药，无论有没有治疗作用，毒副作用是一定有的，所谓是药三分毒。如果药用反了，不但不治病，还会加重病情，甚至成为"杀人医生"，这事就更大了！

《大医精诚》是中医工作者的自律准则，被称为中国的"希波克拉底誓言"。而《希波克拉底誓言》是西方每一个医学生入学第一课就要学习的，每一个医学生步入医师行列也都要宣誓的。

希波克拉底是古希腊著名医生，被西方尊为"医学之父"。在希波克拉底之后，也有一些医学家就医生的职业道德发表过重要论著，在某些方面还有自己的独到之处，但就影响的广度及深度而言，都不如《希波克拉底誓言》。

不过,在我看来,《大医精诚》非常精彩,一点都不比《希波克拉底誓言》逊色。

如果概括成一句话就是,医生看病必当安神定志,当好医生务必大医精诚!

要用心读书

三是要用心读书。

我说这句话,肯定有兄弟们反对。我们这些当医生的,读了学士读硕士,读了硕士读博士,如果按正常年限计算,还不包括耽误的,比如留级、复读等,高考前12年,学士5年,硕士、博士6年,光读书就读了23年。

兄弟啊,这人生有几个23年! 你还让我们读书,都读成书呆子了!

不错,医生就是个苦活,大家都明白。要当好医生,当一名好医生,我们医生就必须多读书!

孙思邈在《大医习业》篇中说:"凡欲为大医,必须谙《素问》、《甲乙》、《黄帝针经》、明堂流注、十二经脉、三部九候、五脏六腑、表里孔穴、本草药对,张仲景、王叔和、阮河南、范东阳、张苗、靳邵等诸部经方;又须妙解阴阳禄命,诸家相法,及灼龟五兆、《周易》六壬,并须精熟,如此乃得为大医。次须熟读此方,寻思妙理,留意钻研,始可与言于医道者矣。"

乖乖! 现在的医学生都说医学专业学习苦、课程多,可古代的医学生也苦啊,要读这么多专业书,光读还不行,有的要熟读,许多要背诵,还得释解、钻研、思考。否则,你就别谈什么医道了,更当不了医生,当不好医生,当不成大医。

真的都不容易!

　　大家可能注意到了，这些书是必须读的，相当于现在的考试课。有考试课，当然就有选修课。古代学医也是这样，不但要学好专业课，还要学选修课，要博览群书。

　　因此，孙思邈又接着说，凡是想成为大医的，"又须涉猎群书，何者？若不读五经，不知有仁义之道；不读三史，不知有古今之事；不读诸子，睹事则不能默而识之；不读《内经》，则不知有慈悲喜舍之德；不读《庄》《老》，不能任真体运，则吉凶拘忌，触涂而生。至于五行休王，七曜天文，并须探赜，若能具而学之，则于医道无所滞碍，尽善尽美矣"。

　　我也不译介了，虽然说的字数不多，但包含的信息量很大，只好简单地解释一下。

　　孙思邈的意思是，要想成为大医，除了学习很多的专业课，还要阅读大量的政治、经济、文学、哲学、历史、地理、艺术等书籍，几乎涵盖了自然科学、社会科学、人文科学的大部分专业。如果不读某领域的书，就会有某些缺憾；如果读全了，读好了，你学医的道路就会一帆风顺，也就尽善尽美了。看来，医生不用心读书还真不行！

三、做个有情的人

　　头戴白帽，身穿白大褂，脖子上挂个听诊器，一脸严肃，步履匆匆……

　　在许多老百姓的心目中，医生就是这样的形象。

　　医生的这个形象，给人的感觉是有点冷、有点酷，还似乎有点无情。

　　如果精简成一句话，就是有点冷酷无情！

　　当然，医生绝不是冷酷无情；但怎么给人的感觉就成了无情呢？

病魔无情人有情

我们医生虽然被称为"白衣天使",也只不过是比喻,不可能是供奉在神坛上的神,也应该做一名堂堂正正、充满感情、充满激情的中国人。

人不同于一般的动物,最本质的区别是人的大脑发达,更会思考,更懂感情。如果一个人不会思考,不懂感情,除非大脑有毛病,不然他就跟动物没有区别了。

医生看病不仅要用心,还要用情。用情看病和不用情看病,也许没有对错之分,但绝对有高低之分。

一位病人头痛,找甲医生看病。医生把该做的检查都做了,拿着 CT 片一看,连头都没抬,就开始在电脑上开处方。

没什么大事,吃点止痛片吧!

甲医生好像病人不存在,没怎么看病人,就把病人打发了。

有错吗? 我觉得没错。

假如这位病人找的是乙医生,情况可能就有点不同。

乙医生在望诊时,发现病人的眼睛发红,还有血丝。

是不是昨天晚上没有休息好?

是的,医生,我昨晚失眠了。

哦,不要紧,主要是没休息好。这样吧,给你开点安眠药,再配点其他药,今天好好睡一觉,病可能就好了。

看看,是不是乙医生高明?

假如这位病人找的是丙医生,情况可能还不一样。

丙医生发现病人失眠了,就接着问病人,是不是有什么不开心的事呀?

唉,这几天心烦得很!

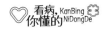

哦,能不能给我说说呀?

如果不是特别隐私的事,病人一般会告诉医生的,有的病人甚至像遇到了知音,把心中的不快像倒豆子一样倒出来。

说完了,病人可能一下子轻松了,头痛就可能好了一半。

医生再适时地进行心理疏导,可能药都不用吃,病人的头痛就痊愈了。

同样是看头痛,不同的医生,不同的感情,可能就有不同的结果。

医生的高低之分显而易见!

现在,我们有些医生真不会看病了,准确点说,如果离开了机器,好多医生真不知道怎么看病。

一个病人进来,医生一指板凳,坐下吧!

说说,你哪儿不舒服?

我感觉浑身不舒服。

哦,那就查查。

医生,我得了什么病?

这时的医生当然不知道。

你自己病了,还不知道得什么病吗?

病人蒙了:乖乖,我要是知道,还看什么医生? 但没敢说出来。

医生烦了:还没检查,我能知道你得的什么病? 但不好意思说出口。

既然大家都不知道,请上各种机器查查吧!

医生就开单子,一张又一张,验血、验尿、超声、X 光、CT……只要有可能的,都要查一查。

一大堆检查,全部是仪器和工程师在忙,忙完一轮,结果出来了。

医生拿起这一摞报告单翻了翻,哦,没什么大毛病,还是咽炎,先吃药吧。

然后按老师教的、教科书上写的,该用什么药,如何服用,很规范,不敢越雷池半步。

对了,你再等等,刚才交代过的,以后别吸烟了,记着定期来复查。

病人走了,医生的任务也完成了。

大家看看,这种近乎机械式的看病,难道不是冷冰冰的,难道不是冷酷无情?

如果像这样看病,这医生也太好当了吧!

如果说现在医生好当,那么将来还真不好当,说不定你就可能被替代。

你还别不相信,这个替代者就是智能机器人!

据报道,在肿瘤诊断上,有一种智能机器人的诊断成功率超过了90%。

这是一个什么概念? 这么说吧,90%的诊断成功率,远远超出我们现有医生的诊断水平,就连许多优秀的专家都很难达到这个水平。

那么,我们医生真的会被替代吗?

真的会! 但有前提,除非你是一位没有感情、没有温度的医生。

永远不可能! 因为你是一位有感情、有温度的医生。

智能机器人"医生"再聪明,但"他"终归是机器,不是人。

我们不能做机器人医生,因为我们是有情人!

用情看病"三部曲"

胡大一教授是大医,是看病的高手,曾经提出"看病的'三部曲'"。我读了这篇文章,感觉改成"用情看病'三部曲'",似乎更贴切。既然有改动,那我就改动到底,就按我自己的方式叙述。不过,其中的内容大同小异。

一是问。

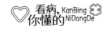

就是问病情。

问诊是诊断疾病的出发点，也是最基本、最重要的部分。它目的是调查研究疾病的来龙去脉，判断症状，弄清患者主诉的不适感觉及其原因，症状与疾病的关系。比如一个患者主诉胸痛，其原因可能涉及数十种不同疾病，并非都是心绞痛。

美国已辞世的著名临床学家、学术名著《Heart》创始主编 Hurst 曾这样说，胸痛的鉴别诊断，问诊如果少于 30 分钟，就不可能找到正确的诊断方向。

要确定一个患者的胸痛是不是心绞痛，需要询问患者胸部不适的部位与范围（包括放射部位）、不适的性质与特点、持续的时间、终止的方式，还有近一个月来的变化，加重了还是减轻了。这样一来，三五分钟肯定是看不好病的。

胡大一教授说，选择医生职业，最基本、最重要的是富有同情心。医生一定要认真听取患者的倾诉，让患者充分"倒清苦水"。

大家都知道的梅奥诊所（梅奥医学中心），全球医疗圣地，每年接诊的病人超过了 100 万人次，年收入 130 多亿美元。

在梅奥诊所，医生看门诊要保证每个病人至少半小时，往往要交流到病人没有问题可问的程度。看完了之后再安排护士预约检查、写病历，所以往往看一个门诊需要 1 小时左右。

可我们的大医院，类似于春运高峰的火车站：挂号起五更，排队一条龙，候诊三小时，看病三分钟。医生没有时间，甚至不耐烦听患者倾诉，三句半了事，只要胸闷胸痛，一律扣上冠心病、心绞痛的帽子，而且都是"不稳定型心绞痛"。

胡大一教授说，中国已多年"没有"稳定型心绞痛了。接下来就是CT、造影、支架"流水作业"，一条龙套餐。问诊这个地基都没打牢，上来就建华丽屋顶，再漂亮的建筑也不牢靠，甚至会坍塌。

医生同志们,如果我们设身处地,换位思考,这种就诊经历,我们会感觉好吗? 医患和谐又从何谈起?!

二是看。

就是看心情。

看病,要看心情,主要是看病人的心情。当然,作为看病的医生,无论什么时候,都要保持一份平静的心情。

有这样一个故事:有一个男孩被紧急送到医院,需要急诊手术。在这家医院,这种手术只有一位医生能做,可他不在医院,护士就给医生打电话。

不一会儿,对患者来说就可能不是一会儿,医生满头大汗赶到医院。

患儿的父亲就急了,失控地对医生大喊。

你怎么这么晚才来? 你难道不知道我儿子正处在危险中吗? 你怎么一点责任心都没有?

很抱歉,刚刚我不在医院,接到电话就马上赶来了,你冷静一下。

冷静? 如果手术室里躺着的是你的儿子,你能冷静吗? 如果现在你的儿子死了,你会怎么样?

医生淡然地笑了。

我会默默为他祈祷!

男孩的父亲几乎愤怒了。

当一个人对别人的生死漠不关心时,才会这样说!

医生没有接话,快步走进了手术室。

几个小时后,医生从手术室走出来。

谢天谢地,你的儿子得救了!

还没有等到男孩的父亲答话,医生只交代一句"如果有问题,你可以问护士",便匆匆离去。

他怎么如此傲慢? 也不说说我儿子的情况,就几分钟的时间他都等

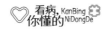

不了吗？男孩的父亲对护士愤愤不平地说。

护士的眼泪一下子就流出来了。

这位医生的儿子昨天在交通事故中身亡了，我们叫他来为你的儿子做手术的时候，他正在去殡仪馆的路上。现在，他救活了你的儿子，要赶去完成他儿子的葬礼。

每每看到这儿，我就眼眶湿润。

道是无情胜有情。

我们要为这位医生双手点赞！他压抑住自己无比悲痛的心情，忍受住病人家属粗暴的指责，是含着泪在救治病人啊！

这就是医生的有情！这就是人间的大爱！

医生高兴也好，悲伤也好，都要以平静的心态，微笑着面对病人。

在面对病人时，绝对不是只看病，还要了解病人的心情。

视、触、叩、听，排位第一的是望诊。传统的望诊看什么？看病人有无贫血、青紫、黄疸……而"双心医学"要求医生还要关注病人的精神、心理和睡眠。

"双心医学"是胡大一教授在国内首次倡导的，在强调治疗患者躯体上存在的心血管疾病的同时，还要关注患者的精神心理问题，尊重患者的主观感受，倡导真正意义上的健康，达到身心的全面和谐统一。

"双心医学"要求医生要学会"相面"，注意病人和家属的面部表情，是眉头紧锁、愁容满面、一脸困惑，还是表情放松、面容舒展、一脸灿烂。

胡大一教授说，心情和睡眠关系密切，相互影响。因此，可从睡眠情况入手，逐渐展开，看病人有无焦虑、抑郁的表现。看看心情，了解病人以往感兴趣的事现在是否还有兴趣；看看遇事是不是容易烦躁，甚至不大的事就变得烦躁不安。

医生看病，如果把病人的心情看好了，病就好治了，有的甚至不用吃药病就好了。

三是谈。

就是谈家常。

说起谈，我首先想起的是谈恋爱。

说起来很有意思，好多恋人起先并不熟识，甚至是素昧平生，有的是经人介绍认识的，有的是偶遇后认识的。不认识，就没话找话，慢慢就找到了感兴趣的话题，越谈越投机，越谈越有感觉，越谈越有感情，慢慢就谈成了恋人。

这说明什么？说明感情可以谈出来。

当然，医生和病人不是恋人，可以谈出感情，不太可能谈出爱情。但谈出爱情的事还是有的，我认识一位美女护士，她现在的老公曾经是她的病人。小伙子住院时，美女护士是他的责任护士，不知道怎么谈着谈着就成了恋人，最后成了一家人。

看病，不能只见树木，不见森林。病生在人身上，人依存于家庭、单位、社会，是相互联系、相互影响的。看病绝对不是单纯的医学问题，还是个哲学问题。

医生看病，不仅问病情，看心情，还要了解病人的性格、经历、工作、生活和家庭，这些看起来貌似不重要，但关键时候是特别的重要。

一天，胡大一教授会诊了3位"心脑血管病"病人，结果发现都不是心脑血管问题，而是精神问题，这3位病人都是焦虑、抑郁病人！

我只说说其中一位病人的故事。这个故事是胡大一教授在看病中谈出来的。

这位病人是一位中年男性，企业老总，父母都有高血压病，自己也曾血压高过，但通过运动饮食调理后，血压正常，已停药两年。

有一次，这位老总乘飞机，起飞后突感心悸，好像心脏要跳出来，胸闷，大汗，有一种濒死的感觉。

不好，我可能是心脏病发作了！这位老总有一定的医学知识，根据感觉做出了自我判断。

是不是请求飞机迫降呢?如果飞机迫降,会影响多少人。老总毕竟是老总,考虑问题自然比较周全。

于是,这位老总做了几下深呼吸,又含服了几颗速效救心丸,症状有所减轻,感觉好多了,就打消了要求飞机迫降的念头。

飞机落地后,他立即呼叫救护车,被送到当地医院急诊。一检查,心电图、肌钙蛋白都正常,排除了冠心病的可能。

可是,随后连续的 6 年中,这位老总多次发作,不是在飞机上,就是在自己驾车途中;也曾多次在本省大医院就诊,但均未发现心血管方面的异常。

最近的一次,这位老总到北京的一家大型专科医院系统检查,冠状动脉 CT 显示,血管毫无异常,也排除了冠心病。

那到底是什么问题呢?胡大一教授接着谈。

患者长期工作压力大,睡眠不好,有时会数周甚至数月睡眠很差,有时甚至彻夜不眠。每次"心脏病"发作前都有心情不愉快、工作不顺心的情况。

结论就这样谈出来了!

这位老总不是冠心病,是精神出问题了,是典型的焦虑急性发作——惊恐。

6 年的时间啊!之前的 6 年,这位老总始终在心脏科里打转转,却没有医生跟病人多谈谈。也许多谈一会儿,就谈出了病根,他就能早日得到正确的诊治。

做有情怀的医生

胡大一教授感慨地说,于我而言,给人看病是一种享受,每接触一个病人,就了解了一个人生的故事,就结交了一个新的朋友。

"看一个病人,交一个朋友"。我在许多医院都看到类似的标语,但又有几个医生能真正做到呢?

在医院采访时,我经常注意到这样一个细节,以前病人看病时,都是病人向医生讨要电话号码,还是小心翼翼的。后来,虽说许多医院统一为医生印制名片,要求医生赠送给病人,但实际上都是病人给医生打电话,很少有医生主动给病人打电话的。

胡佩兰老人每次给病人看病时,都要习惯性地留下病人的电话号码,回家后把电话号码分类整理,一些特殊病人的电话号码还要背下来,牢记在心。如果到了复诊的时间,发现病人没来,她就主动打电话询问。

记住病人的电话号码,应该成为医生的一项基本功。这是胡佩兰老人对自己学生的要求。她常常告诫她的学生:"当医生看病要感情投入,要同情患者的疾苦,尊重患者的感受,要把心掏给病人;病人也会将心比心,理解医生。"

真心付出才会有真情回报。在医院里,我们经常可以看到病人热情洋溢的感谢信,写有"杏林春满"等字眼的锦旗,这些都表达了病人对医生发自肺腑的感激之情。

"杏林",自古以来就是中华传统医学的代名词,医家以位列"杏林中人"为荣,医著以"杏林医案"为藏,医技以"杏林圣手"为赞,医德以"杏林春暖"为誉,医道以"杏林养生"为崇。

说起"杏林",就必须再让一位古代名医出场,这位传奇式的医师就是董奉。

董奉何许人也?是三国时期的一位医生,当然是名医,名气很大。对了,同时期的名医还有华佗、张仲景;董奉就与他们齐名,三人号称"建安三神医"。

不用说了,董奉是与华佗、张仲景一个档次的医生,那自然是相当的厉害！

这三位医生，虽然都赫赫有名、如雷贯耳，但还是有所不同：华佗类似于游医，四处奔波，不辞辛苦，应该是以看病为生；张仲景是当官的，基本上是利用业余时间看病，医生只是第二职业；董奉长期隐居，与世无争，估计看病相当于消磨时光，跟好玩似的。

董奉的隐居地是江西庐山一带。当时，老百姓生活贫困，没钱买药治病。

古时候，没有什么诊疗收费目录，也就没有收费标准，看病都是接收"红包"或者礼物，多少随意，既根据病人的经济状况，又看医生的德行和心情。

但董奉看病不一样，他是隐士，不恋钱物，看病分文不取，但也不是没有条件的，他定下一条规矩：每当治好一个重病病人，对方需要在山坡上栽5棵杏树；若是轻病患者，则只需栽种1棵杏树。

还有这样的好事！消息不胫而走。董奉看病水平高，还不收一分钱，来找他看病的当然就多了，可以说是纷至沓来。

不出几年，在董奉居住的庐山南麓，传说种下的杏树有10万多棵，蔚然成林，郁郁葱葱，一望无际。

每到开花季节，满山鸟语花香；每到收获季节，枝头硕果累累。

这么多杏子怎么办？董奉就用杏子换来粮食，粮食自己当然也吃不了多少，几乎都用来赈济周围的穷苦百姓，每年受惠的百姓多达上万人。

后来，为纪念董奉，"杏林"一词便成为医家的专用名词，老百姓喜欢用"杏林春暖""誉满杏林""杏林妙手"这类词语来赞美像董奉这样医术精湛、医德高尚的医生。

中医、西医的理论体系不同，在诊疗方法上迥异，但是在如何用情、用心看病上却并无差异，可以说是殊途同归。

在美国的东北部，有一个美丽的湖泊名叫萨拉纳克湖，著名医生特鲁多长眠于此。湖畔的石碑上镌刻着他的墓志铭：有时去治愈，常常去帮助，总是去安慰。

这3句话，成为一代又一代医生的行医准则。

100多年后的今天，仍有成群结队的人来到特鲁多的墓前，敬献鲜花，寄托哀思，默念着这3句话。他的"有时、常常、总是"这3个时间副词，像3个人生的阶梯，一步步升华出3种为医的境界，一直是众多医务工作者的座右铭。

特鲁多曾说："医学关注的是在病痛中挣扎、最需要精神关怀和治疗的人，医疗技术自身的功能是有限的，需要沟通中体现的人文关怀去弥补。"

医学不仅仅是一项技术，还必须融入更多的人文精神。好医生绝对不是一个匠人，还必须有更多的热情、豪情和真情！

胡大一教授说，我们天天面对着患者的痛苦，如果没有同情心，很难做一个好医生。患者是医生最好的老师，我们都是在为患者服务的过程中学会去同情，学会尊重患者的感受；所以我想，急患者所急，痛患者所痛，这是我们应该坚守的价值体系。

做一个有情的人，做一个有情怀的医生！

四、做个有趣的人

人有情，还得有趣，这样才叫有情趣。

情趣是什么？

其实，情趣很模糊，只是一种个人感受，有点说不清道不明的感觉；不过，这种感觉一定很美妙、很享受。

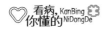

我们医生也是血肉之躯,当然有感情、有温度;我们医生也许看似外表冰冷,但内心一定要有似火的热情。

做个有情的医生,还要做个有趣的医生。

有趣的医生路更宽

医生大都智商不低,不然也不可能通过一次又一次的考试,拿到一个又一个的证书。但光智商高不行,还得情商高。

有人说,一个人的成功,只有20%归诸智商,80%则取决于情商。美国哈佛大学教授丹尼尔·戈尔曼表示:"情商是决定人生成功与否的关键。"

情商是什么呢?简单地说就是适应社会的能力,会来事、能成事。如果我们医生仅仅智商高,而情商不高,就处理不好复杂的人际关系、医患关系,就当不了好医生。

平时,我们常说,这个人很无趣,恐怕大家就会对他敬而远之;如果说一个人很有趣,大家就都喜欢他,他也能与大家打成一片,做事往往会顺风顺水,成功的概率也更大。

有趣的人,情商肯定不低!

我们医生每天都很忙碌,面对的是生老病死,许多时候都是很压抑的,所以更不能整天泡在病房里,走不出手术室,除了看病还是看病,可工作的时间是有限的,病人是永远看不完的。

2018年1月9日,中国医师协会发布了《中国医师执业状况白皮书》。在每周工作时间上,三级医院、二级医院、一级医院的医师分别为51.05小时、51.13小时、48.24小时,远远超过国家法定的工作时间。

说出来可能不好听,但,试问,我们敢不敢拍着胸脯说,我们看的病人,是不是有些压根儿就不用吃药,有些压根儿就不用住院,有些压根儿就不用放支架,有些压根儿就不用手术? 如果我们只做该做的,我相信绝大多数医生是完全可以解放出来的。

我有一位老师是搞髋关节置换的,他是较早能够置换髋关节的专家,置换的髋关节数量不少,具体的数量就不说了。这样说吧,估计国内没有几个专家能从数量上超过他的。

不但数量多,而且速度快、质量高,看老师手术就像看表演,手术刀在他手里就像玩魔术,看的人眼睛没眨几下,手术就 ok 了。

像我老师这样的知名专家应该很忙,实际上也确实很忙。但他绝不是书呆子,他性格开朗,心直口快,人缘很好,朋友遍天下。

老师不仅做手术,还玩艺术,小提琴拉得倍儿棒,歌唱得很嗨,还是美声。他一走上舞台,不认识的观众还以为是专业演员,哪里看出是拿手术刀的。

我们很多人认可医学更接近艺术。这从我老师的身上就得到了很好的印证,也从另一个角度证明,医生也能成为一个有趣的人。

胡大一教授是大医,我们一般的医生如果说忙,估计都忙不过胡大一教授。他倡导的日行万步,身体力行,无论走到哪里,只要有时间,一定要去看看当地的风土人情,瞅瞅名胜古迹,既锻炼了身体,又陶冶了情操。

我觉得,胡大一教授是半个旅行家。

一次,我们在一起开展公益活动,得知当天是胡大一教授的生日,就想给他过个特殊的生日,但又不想给当地有关部门添麻烦。于是,在吃过晚饭后,我们私下约了三四个他的好友和学生,找了一家 KTV,想唱个《生日歌》,祝他生日快乐。

没想到的是,胡大一教授不但欣然应约,还玩得很嗨,让我们大开眼界。

在《生日歌》欢快的旋律中,大家争先恐后地献歌,祝福胡大一教授

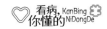

生日快乐、健康幸福。

现场气氛热烈,高潮迭起。

是不是让胡教授唱一曲?大家欢迎!

大家欢呼雀跃,掌声雷动。

更让我们想不到的是,只要是点上革命歌曲,竟然没有胡大一教授不会唱的。这下好了,他一拿起话筒,马上进入状态,很投入、很动情,让我们这些鼓掌的观众把手掌都拍红了。

当然,如果称胡大一教授是歌唱家,显然夸张了点,但他确实唱得激情澎湃、声情并茂,至少能称得上是麦霸。

大家没想到吧,我们的胡大一教授这么有趣!

我们医生不是神,不是圣人,也不是苦行僧。如果整天忙得找不着北,时间长了,身体吃不消,精神受不了,后院出问题,朋友不见了。你连本钱都整没了,那么你还怎么为人民服务,怎么在江湖上立足?

世界这么大,为什么不去走走?

艺术这么美,为什么不去欣赏?

运动这么嗨,为什么不去动动?

美食这么鲜,为什么不去尝尝?

小家这么暖,为什么不去经营?

朋友这么多,为什么不去聚聚?

生活这么好,为什么不去享受?

就当这些是在磨刀,磨刀是不误砍柴工的。

一次,我偶遇一家大医院的一位副院长,谈起了分级诊疗的话题,就问他:"院长,你说说,在你们医院的住院病人中,是不是有一半都不需要住院?"

院长愣了一下,笑了。

"内科差不多,外科没那么大的比例!"

这回答也够实在的,毕竟这位副院长是一位外科专家。

不管怎么说,在住院的病人中,许多病人真的不用住院,我们很多的治疗是无效的!

如果你把不该住院的病人"推走",把不该做的手术"停下",放下本不是我们的东西,放下本可以放下的东西,去感受一下世界的美丽、生活的快乐,你可能就会豁然开朗,看到一个完全不同的自己。

这时,我们会突然发现,我们的手脚更轻松了,眼界更开阔了,思维更活跃了,心情更快乐了,自己变得越来越有趣了!

有趣的生活更快乐

一提"酒色财气",是不是感觉很庸俗? 但我们这些凡夫俗子、尘世过客,又有几人能离开它,除非你是餐风吸露,四大皆空,不食人间烟火。

北宋的佛印和尚可以藐视"酒色财气",但大文豪苏东坡不行,宰相王安石也不行,宋神宗赵顼更不行,甚至连"千古第一才女"李清照也不行。

中南大学有个叫杨雨的教授,在长沙电视台录制节目时,直接打出个"酒色财气李清照"的标题,让不少人惊诧不已。

虽然这个节目面对了种种质疑,但杨雨教授透过李清照的诗词文本,揣度才女的才情、性情、爱情,把大家想象中超凡脱俗的李清照还原成了一个有血有肉、接地气的寻常女子。

这似乎是成就越大、官阶越高的人距离"酒色财气"就越近,就越是离不开。

有一次,苏东坡到大相国寺探望好友佛印。不巧,佛印外出,住持和尚就请苏东坡在禅房休息,端上了香茗美酒素肴款待。

苏东坡独自斟酌,不觉有些微醉,偶然一抬头,好家伙,佛印又写新

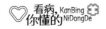

诗了,还题在粉墙上。

"酒色财气四堵墙,人人都在里边藏;谁能跳出圈外头,不活百岁寿也长。"

有点道理,有点哲理!可也不对呀!禅味太浓。你个臭和尚是四大皆空,念佛作诗就行,可尘世不行!如果都从圈里跳出来,就都成和尚了。没有种地的,你吃什么?没有经商的,谁给你们捐钱?没有当官的,谁来治理国家?没有夫妻之欢,人类怎么延续?

苏东坡越想越觉得有问题,既然人世间离不开"酒色财气",躲不开、跳不出,那为何不能来个因势利导、化害为利呢?问题的关键不是掌握一个"度"吗?于是,就和诗一首。

"饮酒不醉是英豪,恋色不迷最为高;不义之财不可取,有气不生气自消。"

题毕,苏东坡把笔一掷,带着醉意,微笑着离开了禅房。

翌日,宋神宗赵顼兴致很高,想到大相国寺看看,就带上了王安石,来到大相国寺。

这么大的领导来了,当然要引到禅房。宋神宗一进门,就看见了佛印与苏东坡的题诗,笑了。

"爱卿呀,你也是大文豪,何不和诗一首?"

宋神宗点将了,让王安石和诗。

王安石领命,略一沉吟,挥毫而就。他和苏东坡都是唐宋散文八大家之一,绝非浪得虚名。

"无酒不成礼仪,无色路断人稀;无财民不奋发,无气国无生机。"

王安石官至正一品,是大政治家、大改革家,还是大文学家,当然站位很高。他的诗巧妙地将"酒色财气"与国家社稷、人民生计结合起来,把"酒色财气"赋予新的内涵,焕发出人性的光辉。

好!好!好!

宋神宗大为赞赏,乘兴也和诗一首。

"酒助礼乐社稷康,色育生灵重纲常;财足粮丰家国盛,气凝太极定阴阳。"

这4首诗情趣盎然,这个故事被传为千古佳话。

现在,我们不妨再来解读一下这4首诗。

佛印和尚对"酒色财气"的态度,与其说是"戒",不如说是"堵"。但"堵"是一厢情愿,甚至是自欺欺人!别说是尘世人做不到,有的出家人也做不到。至于是谁嘛,大家都懂的。

苏东坡则主张"疏"。虽然他官至礼部尚书,从二品官衔,但比王安石低三个台阶,称不上政治家,仍是一个酸文人。文人我行我素,但决不辱没斯文,既要"酒色财气"的豪气,又不能玷污读书人的名气。

快乐很重要,面子更重要!

王安石是政治家,干什么事首先讲政治,要从促进经济发展、国家富强、社会进步的角度去考虑。搞政治的,还特圆滑、特讲究,领导还没表态,一般先不表态,话不说满,留有余地。如果没了"酒色财气",问题就大了,人不人,国不国。

王安石的意思不言自明,不愧为政治高手!

"普天之下,莫非王土;率土之滨,莫非王臣。"这国家都是我宋神宗的,"酒色财气"还有什么重要不重要的,重要的是得为我所用,目的是让百姓更听话,让国家更富裕,让社稷更安稳,让我的江山万古长青!

这是一种帝王的霸气!

4个人,4种身份,4首诗,折射的是4种为人处世的态度,反映的是4种不同的思想高度。

如何对待"酒色财气",的确反映出一个人看问题的角度、处世的态度、把控的程度、人生的高度!处理好了,你就有趣;处理不好,就会无趣。

在此，我并非提倡大家沉迷于"酒色财气"中，而是让大家别太拘谨、学会放松；既要会看病、会开处方、会做手术，也要懂得生活、享受人生。

医生外表冰冷，工作忙碌，好像只有工作、没有生活；长此以往，朋友越来越少了，家人越来越不高兴了，性格越来越孤僻了。此时，估计离精神病就不远了。

还真不是危言耸听！

2018 年 1 月 9 日，中国医师协会发布的《中国医师执业状况白皮书》表明：医师群体与企业职工样本构成的参照群体相比较，医师群体在总体心理耗竭等级上显著高于参照群体，说明医师的工作压力、心理压力都大。

美国精神病学会公布的一项研究结果显示，美国医生自杀率正在飙升，医生的自杀率（28~40/10 万）是所有职业中最高的，更是普通人的 2 倍多。

不错，有压力才有动力；但这个压力一定有限度，一定要不停地释放；否则，血肉之躯难以承受，最终就是身心的疲惫，甚至导致精神的崩溃。

释放压力是必须的；但不同的人，有不同的释放方式；做个有趣的人，让生活情趣盎然，让人生丰富多彩，无疑是一种不错的释放。

有趣，百科释义多指某事或物对你很有兴趣，还有"有味""生动""富于变化"等含意。

我想，什么是有趣呢？

你得有点才华吧，不一定是大才，但要能独当一面。

你得有点德行吧，不一定是君子，但必须守住底线。

你得有点个性吧，不一定是倔强，但不能人云亦云。

你得有点爱好吧，不一定是广博，但也能偶露峥嵘。

你得有点创意吧,不一定是匠心,但总能给人惊喜。

看上去,要求似乎很多,其实标准并不很高。

只要我们医生能拿得起放得下,知足常乐,安之若素,心如止水,宠辱不惊,就一定能成为一个有趣的医生,一个有品位的人,一个幸福快乐的人。

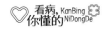

后记

看病,你懂的!当我在苦苦琢磨这本书的书名时,大脑里突然冒出了这句话,刹那间茅塞顿开,文思泉涌,内心很是激动了一会儿。

可短暂的激动之后,我又糊涂了,这句话是什么意思呢?

看病,你懂的!到底懂什么呢?懵懂之中,我在这样追问:

如果你是医生,你真正懂医学吗?真正懂自己吗?真正懂病人吗?

如果你是病人,你真正懂医学吗?真正懂自己吗?真正懂医生吗?

医学、医生、病人,就这么三个关键词,关系很是简单,医生和病人携手同心,拿起医学这个武器,共同战胜疾病。

理想很丰满,现实很骨感。我们现在面对的问题是,这三者的关系好像不简单了,似乎还有点复杂。

就像一对夫妻闹别扭,当你真要去调解时,谁是谁非,很难辨清。

其实,写这本书时,开始的目的很简单,只想换一个角度,换一种方式,来看医学、说医学,看医生、说医生。与其是说,还不如说是戏说。

医生实在太忙,工作繁重,生活单调,让他们在闲暇之时,应该说紧张的工作之余,聊以笑资,就足够了。

当然,如果能聊以自励,以此为镜,审视一下自己,正正衣冠,明明得失,那就是奢望,是厥功至伟了。

写着写着,我越来越感觉有问题,医生和病人就像鱼和水,相互依存，只看医生不行，还得看病人；只说医生不行，还得说病人，医生和病人密不可分！

病人看病真的不容易，也很盲目，因为他们不懂医学，也不懂医生，真不知道怎么看病，也不知道什么样的医生才是好医生。

当然，有些病人也算不上是好病人，医生在千方百计为你解除病痛，可一旦疗效不好，或者没能治好，就还反过来挑剔医生的毛病，甚至"闹医"、伤医。

所以，如果能把有些事讲清楚、说明白，就显得十分重要、非常必要。

我们让医生"红红脸，出出汗"，让医生理解病人；也得让病人懂点医学、了解医生，最终才能理解医生。

相互了解，相互理解，医患关系才能融洽、和谐。理解万岁！

话虽这么说，可实在太难！

良药苦口，忠言逆耳。吃了药都觉得苦，听了实话都觉得不舒服。

如果觉得有点苦，有点不舒服，希望能够忍忍，如果真忍不住，就骂几句。如果真骂了，我也没办法，嘴长在你身上，我管不住，只好忍。

所以，当书稿付梓后，我估计就要挨骂。

如果只有医生骂，说明我不懂医生，多替病人说了几句话。

如果只有病人骂，说明我不接地气，在变着法替医生说话。

如果医生骂，医生之外的读者也骂，一片骂声，骂不绝口，那我就"扎心了"。

那是为什么呢？那就说明我说了大实话，是一针见血，扎到了现实的痛点，揭开了捂紧的盖子，戳到了人性的弱点，打通了隔阂的壁垒。

果真这样，即使挨骂，也善莫大焉。

如果没人骂，肯定是不可能的。当然，如果真的是这样，那说明了什么呢？说明我太有才了！能八面玲珑，左右逢源，简直不是人，是神！

无论是曾经叱咤风云的英雄，还是我们这些凡夫俗子，都是历史长

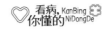

河中的匆匆过客,过去的事就过去了,就当是笑谈。

在本书即将出版之际,我要特别感谢两位大家,一位是极具情怀的业外人士——我国著名文化学者王立群教授,另一位是医疗行业的业内人士——我国著名医学家胡大一教授。他们能够屈尊点评拙作,欣然拨冗作序,我深感荣光,深受感动。

王立群教授是央视《百家讲坛》的"常青树",被亿万观众誉为"最佳学术主讲人";其温文尔雅、博学多识的风采,令人肃然起敬!

胡大一教授是医学泰斗,在医学界声名卓著,不仅医术高超,而且医德高尚,堪称大医精诚,是医者之楷模,我辈之榜样!

两位前辈大家的鞭策与激励,也让我少了几分忐忑,增添了诸多的信心;"丑媳妇"终究要见"公婆",我也就不惧做个"丑媳妇"!

书中引用了一些学者的成果,因为仓促,没有找到出处,所以无法注明;也有一些史料、数据之类的,没有找到源头,可能很不权威,甚至有出入。在此,向有关专家、向读者致歉!

不过,我不是有意为之,也没有胡乱捏造、拿来主义的做派,只想把自己的想法说明白,让人能看懂,这就足够了。我从来不指望大家都能接受这些观点,因为每个人都有自己的想法。

海纳百川,有容乃大。正因为大海胸怀博大,纳百川,聚万溪,才能成就其浩瀚无垠、波澜壮阔的壮丽。

百家争鸣,百花齐放。正因为世风能够广纳百家,各抒己见,畅所欲言,才能成就这个世界的丰富多彩。

无论是医生还是病人,在我的心中,都如人饮水,冷暖自知;无论是口诛还是笔伐,在我眼里,都休休有容,情恕理遣。

看病,你懂的。能让医生,让病人,让读者,真的都懂,才是真懂!

清者自清,浊者自浊。我们终究会真懂的!